SIEBEN SCHRITTE DER SELBSTWERDUNG

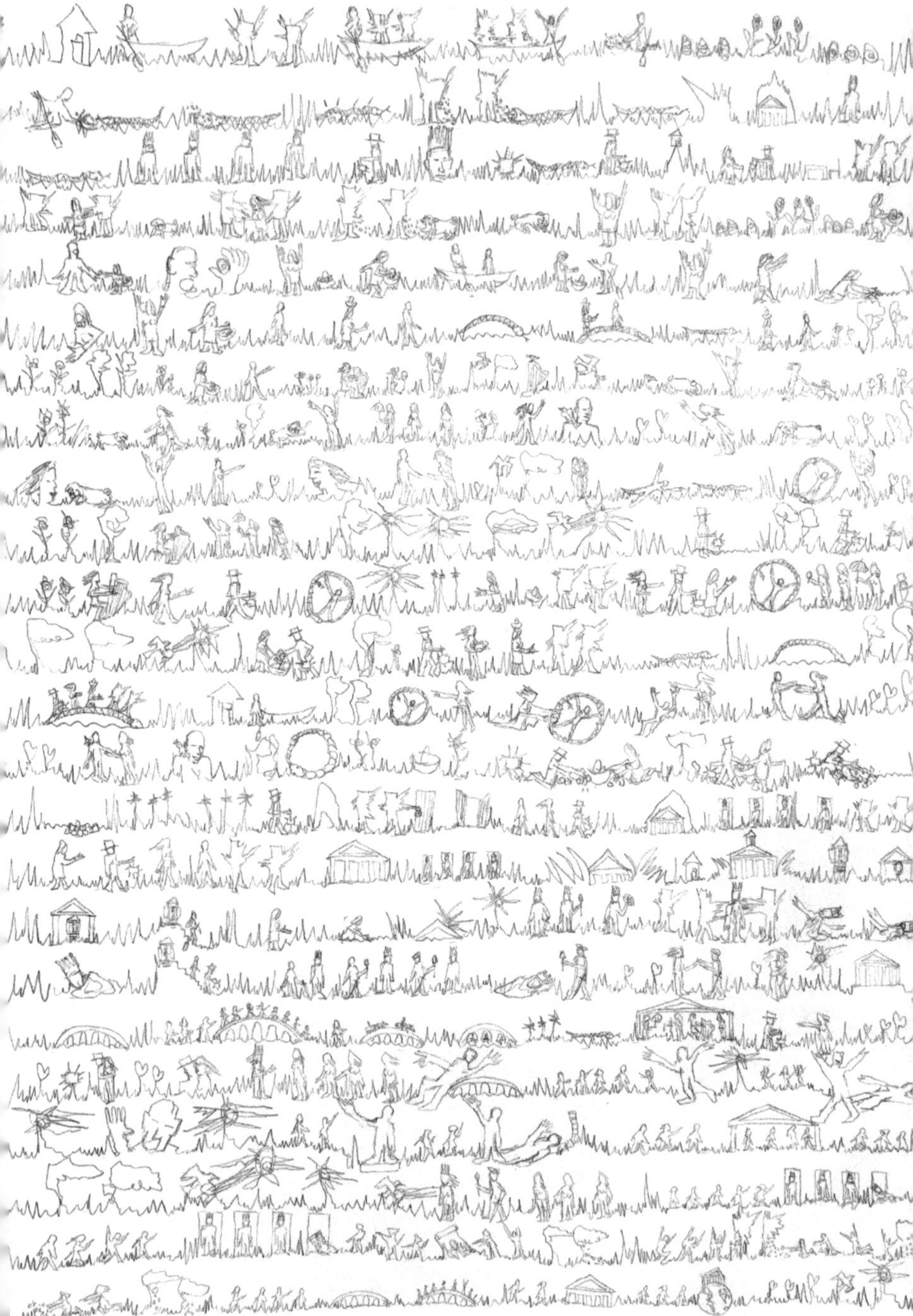

JOHANNES REINER

SIEBEN SCHRITTE DER SELBSTWERDUNG

INSPIRATIONEN FÜR DIE PSYCHOTHERAPIE

FREIES GEISTESLEBEN

Zum Umschlagmotiv: 2010 schuf der Künstler Branko Šmon (www.brankosmon.de) ein Werk ohnegleichen. Er übertrug das gesamte goethesche *Märchen von der grünen Schlange und der schönen Lilie* über die von ihm entwickelte Technik der Frequenzzeichnung auf eine einzige 1,4 x 2 m große Leinwand und macht dadurch das *Märchen* als Ganzes sichtbar. So kann es vom Betrachter Zeile für Zeile in Bildern gelesen werden, und die teilweise verwirrenden und komplexen Geschehnisse des *Märchens* lassen sich auf der Gesamttafel als Einheit erleben.

Wichtiger Hinweis: Das Erkennen von Erkrankung und die Gabe von Heilmitteln gehört in die Hand eines erfahrenen Arztes oder Therapeuten. Die Angaben in diesem Buch sind weder dazu bestimmt noch geeignet, einen notwendigen Arzt- oder Therapeutenbesuch zu ersetzen.

1. Auflage 2019

Verlag Freies Geistesleben
Landhausstraße 82, 70190 Stuttgart
Internet: www.geistesleben.com

ISBN 978-3-7725-2867-5

Umschlaggestaltung: Bianca Bonfert
Satz: Sina Holler
Druck und Bindung: GGP Media GmbH, Pößneck
Printed in Germany

INHALT

Gewidmet den Menschen, die mir durch das Miterleben ihres Leidens diesen Weg eröffneten.

1 ANNÄHERUNG

Die Liebe herrscht nicht, aber sie bildet, und das ist mehr[1]

Goethes *Märchen von der grünen Schlange und der schönen Lilie* bewegt und begleitet mich schon sehr lange. Im Juli 1988 bekam ich eine bebilderte Ausgabe von meiner Frau zu unserer Hochzeit geschenkt – wie sie auf diese Idee kam, wissen wir beide nicht mehr. Das Buch schlummerte dann lange unverstanden in meinem Bücherregal, zu kompliziert und verwirrend das Geschehen, das sich in dem *Märchen* entwickelt. Aber gerade das Geheimnisvolle und Rätselhafte entwickelt eine starke Anziehungskraft, und so tauchten das *Märchen* und seine Inhalte in meinen verschiedenen Lebensphasen immer wieder auf.

Ich selbst kam vor mehr als dreißig Jahren, am Ende meines Medizinstudiums, mit der Anthroposophie in Berührung, als in mir die Frage immer drängender wurde: Ist das jetzt alles, reicht das aus, kann ich mit dem, was ich bis jetzt gelernt habe, wirklich Krankheiten verstehen und Menschen heilen? Die Suche nach Antworten führte mich zunächst in die Filderklinik, eine der Anthroposophischen Kliniken, und ich fand auf meinem Weg zum Allgemeinarzt zur Anthroposophischen Medizin, bei der ich andere und mir zunächst fremde Sichtweisen und Therapien kennenlernte, in die ich mich nach und nach einarbeitete. Mein Herz schlug für die psychosomatische Medizin, die zu dieser Zeit stark im Kommen war, und in der Anthroposophischen Medizin fand ich viele Ansatzpunkte, die mich überzeugten.

Als ich im Anschluss an den Facharzt für Allgemeinmedizin den Weg zum Facharzt für Psychiatrie und Psychotherapie einschlug und in einem «normalen» psychiatrischen Krankenhaus lernte und arbeitete, kamen mir mein Wissen und meine Erfahrungen im Verständnis von Krankheit und therapeutischen Vorgehensweisen aus der Anthroposophischen Medizin sehr zugute, wenngleich ich vieles von dem, was ich an homöopathischen Medikamenten, äußeren Anwendungen und künstlerischen Therapien kennen- und schätzengelernt hatte, dort nicht anwenden konnte. Seit 1987 nehme ich an den Tagungen des «Instituts für anthroposophisch erweiterte Psychotherapie» teil. Nach einiger Zeit engagierte ich mich hier in inhaltlichen und organisatorischen Bereichen und wurde 2008 in den Vorstand der neu gegründeten Deutschen Gesellschaft für Anthroposophische Psychotherapie «DtGAP» gewählt. In dieser Funktion war und ist es mir ein Anliegen, Anthroposophische Psychotherapie klarer zu konturieren und dadurch ihren spezifischen Ansatz und ihre spezifische Vorgehensweise zu verdeutlichen.

Dieses Ziel verfolgend, stieß ich wieder auf das *Märchen von der grünen Schlange und der schönen Lilie*[2]. Es zog mich erneut in seinen Bann, und eines frühen Morgens, nach langem nächtlichen Nachdenken, leuchtete mir aus dem darin dargestellten Geschehensablauf ein Entwicklungsweg in sieben Schritten auf. Diese sieben Schritte stellten sich mir unerwarteterweise als mögliche Struktur einer Anthroposophie-basierten Psychotherapie[3] dar, die Leib, Seele, Geist und Kosmos in ihren Daseinsbereichen und Wirksamkeiten einbezieht. Dieser Grundstruktur eines psychotherapeutischen Prozesses gab ich den Namen: «Selbstwerden des Ich».

Zur Erprobung einer praktikablen Vorgehensweise begann ich in der täglichen Arbeit in meiner psychiatrisch-psychotherapeutischen Praxis mit diesen sieben Schritten zu arbeiten, sie in der therapeutischen Wirklichkeit anzuwenden und sie auf ihre Eignung zum strukturierten therapeutischen Vorgehen zu untersuchen. Nach einer Zeit der Anwendung in diesem Praxistest, den sie nach meinem Dafürhalten als therapiealltagstauglich bestanden haben, wage ich es, sie in ihren Zusammenhängen darzustellen und in Kasuistiken ihre praktische Anwendung zu verdeutlichen.

Zur Gliederung des Buches:

Das *2. Kapitel* (Einstieg) ist die Essenz meines langjährigen Umgangs mit Goethes *Märchen von der grünen Schlange und der schönen Lilie*, aus dem ich ein Entwicklungsgeschehen in sieben Schritten herausarbeitete.

Kapitel 3 (Erfahrungen) stellt Kasuistiken vor, die diese Entwicklung beschreiben. Ich benenne sie als «Selbstwerden des Ich». Für die Unterscheidung der Begriffe «Selbst» und «Ich», die in der Philosophie, Psychologie, Psychoanalyse und anderen Wissenschaften jeweils eigen und verschieden definiert werden, verwende ich zum einen den normalen Sprachgebrauch, in dem das Wort «Selbst» verwendet wird, um zu betonen, dass sich eine Aussage ausschließlich auf die genannte Person bezieht: «Dieser Patient wird vom Chefarzt selbst operiert!» Selbst ist demzufolge das verwirklichte Ich.

Zudem gibt es von Rudolf Steiner ein Meditationswort, in dem in wortspielerischer Weise mit den Begriffen: Ich, Selbst und Geist umgegangen wird, wobei die ersten drei Zeilen dieses Wortes, die letzten drei Zeilen, wenn man es rückwärts spricht, ausdrücken, dass der Ich-Selbst-Geist-Bereich über die Erfahrung durch unsere Sinneswahrnehmungsorgane hinausgeht:

Strahlender als die Sonne
Reiner als der Schnee
Feiner als der Äther
Ist das Selbst
Der Geist in meinem Herzen
Dies Selbst bin Ich
Ich bin dies Selbst.

Ich bin dies Selbst
Dies Selbst bin Ich
Der Geist in meinem Herzen
Ist das Selbst
Feiner als der Äther
Reiner als der Schnee
Strahlender als die Sonne.[4]

Als Leitlinie für mein Ich-Verständnis wähle ich hieraus die poetische Beschreibung: «Der Geist in meinem Herzen». Geist ist Erkenntnis, die Zusammenhänge be- und erleuchtet, Herz ist Organ der Liebe und Wärme. Wenn also Erkenntnis-Licht und Herzens-Wärme zusammentreffen, ist Ich anwesend und kann sich als Selbst verwirklichen und verwirklicht werden.

Anschließend werden in *Kapitel 4* (Siebenheit im Kosmos) die sieben Schritte als Siebenheit in Korrespondenz mit der Siebenheit in der Lehre von den Planetenwirksamkeiten gebracht. Von dort aus kann die Brücke von seelischen Vorgängen zu körperlich-organischen Prozessen begangen werden, einschließlich der Behandlung mit potenzierten Substanzen.

Das *5. Kapitel* (Struktur) beschreibt meine psychotherapeutische Vorgehensweise vom Erstgespräch bis zur Gestaltung des Gesamtablaufs eines Therapieprozesses. Es ist nicht *die* Vorgehensweise einer Anthroposophie-basierten Psychotherapie, aber die, die sich für mich in meiner täglichen praktischen Arbeit als Psychiater und Psychotherapeut bewährt hat. Die sieben Schritte des Selbstwerdens werden als Metaebene des Behandlungsprozesses angewandt und ermöglichen einen integrativen Ansatz verschiedener Therapiemethoden.

Kapitel 6 (Wohin weiter?) ist schließlich Zusammenfassung und offener Ausblick. Ich habe versucht, meine Gedanken verständlich und nachvollziehbar auszuführen, gerade auch im Hinblick auf die Psychotherapeuten, die nicht tiefer mit dem Menschenbild der Anthroposophie vertraut sind. Nach vielen Jahren mit der Anthroposophie ist es jedoch schwer, sich von eigenen gewohnten Denk- und Ausdrucksweisen frei zu machen. So mag ich sprachlich nicht immer den Mittelweg zwischen «zu viel» oder «zu wenig anthroposophisch» getroffen haben. Gleichwohl hoffe ich, dass es mir gelungen ist, die mir wichtigen Grundgedanken in Erscheinung treten zu lassen.

2 EINSTIEG

Goethes *Märchen von der grünen Schlange und der schönen Lilie*

Auf der Suche nach einer die geistigen Aspekte des Menschseins einbeziehenden Gesamtstruktur einer psychotherapeutischen Vorgehensweise stieß ich auf ein Märchen, Goethes *Märchen von der grünen Schlange und der schönen Lilie*, aus dem ich eine dies ermöglichende Form herauslas.

Ich bitte den Leser, sich zunächst auf die Ausführungen zu diesem *Märchen* einzulassen; sie sollen seinen Entstehungsraum und Wirkungskreis aufzeigen. Bis es zu Bezügen zum psychotherapeutischen Vorgehen kommt, braucht es ein wenig Geduld.

Das *Märchen von der grünen Schlange und der schönen Lilie*[5] findet sich als Abschluss in den *Unterhaltungen deutscher Ausgewanderten*, einer Sammlung von Erzählungen, eingefasst durch eine Rahmenhandlung. Es entstand 1795, kurz nachdem Goethe und Schiller, beide bereits hochgelobte Schriftsteller, die bis dahin eher feindselig umeinander herumgeschlichen waren, nun anlässlich eines Gespräches über die von Goethe auf seiner Italienreise entdeckte «Urpflanze» Bryophyllum, sich in ihrer Verschiedenheit erkannten und daraus eine gemeinsame, sich befruchtende Freundschaft entstand.

Das Märchen gilt als Goethes Antwort auf Friedrich Schillers Frage: Wie kann der Mensch sich weiterentwickeln, um das Schreckliche in sich zu überwinden, wie kann der Mensch zu mehr Menschlichkeit geführt werden? Schillers gedankliche Auseinandersetzung mit den nachrevolutionären Brutalitäten in Frankreich sind seine Briefe *Über die ästhetische Erziehung des Menschen*, die 1795 als Erstveröffentlichung in *Die Horen* erschienen.[6]

Die Entwicklung des Menschen und der Menschheit, diese anders als durch Raub, Mord und Totschlag weiterzubringen, war Schiller ein Anliegen, das er in den genannten Briefen nicht in künstlerischer, sondern in philosophischer Weise darstellte und die Begriffe Formtrieb und Spieltrieb schuf, Ästhetik und Schönheit als das In-Erscheinung-Treten und Wirksamwerden von übergeordneten Gestaltungsprinzipien definierte.

Historisch und literaturwissenschaftlich ist belegt, dass Goethe über die «Briefe» einen Zugang zu Schillers innerer Welt fand und dass in gemeinsamen Gesprächen darüber ihre Freundschaft entstand.[7] Goethe erkannte durch Schiller seine Fähigkeit, Ideen zu schauen, Schiller durch Goethe die Transzendenz der Vernunft in Erkenntnis.

Goethes Erwiderung auf Schillers Briefe waren die *Unterhaltungen deutscher Ausgewanderten*[8] und deren Schluss, das *Märchen*. Damit wollte er seinem neuen Freund Schiller persönlich helfen, von der philosophisch-gedanklichen, abstrakten Arbeit wieder in die künstlerisch-lebendige, bildnerische und bildende Welt zurückzufinden.

Mit Goethes *Märchen* liegt ein Text vor, der in seiner Vieldeutigkeit kaum zu überbieten ist, oder anders ausgedrückt: Es, das *Märchen*, gibt viel her. Goethe selbst äußerte sich zu Lebzeiten nur vage zu den Inhalten des Märchens, sagte einmal: «… erst wenn 99 Deutungen vorliegen, will ich meine als die 100ste hinzufügen.» Aus dieser Äußerung kann im Umkehrschluss entnommen werden, dass es viele Deutungsmöglichkeiten des Märchens gibt, und das ist auch tatsächlich der Fall.

Es gibt historische Deutungen[9] , die die Märchenbilder in Zusammenhang bringen mit den politischen Ereignissen seiner Entstehungsgeschichte. Es war die Zeit nach der Französischen Revolution, die die Ideale von Freiheit, Gleichheit und Brüderlichkeit auf ihre Fahnen schrieb, Ideale, die uns in der westlichen Welt bis heute leiten. Es war aber auch die Zeit der nachrevolutionären Wirren und des jakobinischen Terrors, dessen Guillotinen Tausende zum Opfer fielen. Es war auch die Zeit, in der sich nicht nur die revolutionären Gedanken in Europa ausbreiteten, sondern auch die militärische Expansion Frankreichs begann. Revolutionäre Truppen stießen nach Deutschland vor, besetzten Gebiete um Mainz und Frankfurt, zogen sich zeitweise zurück, bis dann mit Napoleon 1812 die französischen Heere bis nach Moskau vorstießen, dort scheiterten und schließlich in Waterloo geschlagen wurden.

Diese politischen Elemente finden sich im *Märchen* dadurch wieder, dass es den Abschluss der *Unterhaltungen* bildet. Dargestellt wird die Situation von Flüchtlingen vor den französischen Truppen, die, um geistig zu überleben, eine Gesprächskultur pflegten, die nicht nur im Austausch von Meinungen bestand, sondern im Ausdrücken von Gedanken in Form von Geschichten.

Goethe hätte gerne, so wird überliefert, das Geschichtenerzählen, wie er es in den *Unterhaltungen* darstellte, in den deutschen Sprachraum eingeführt, er war inspiriert von den Geschichten aus *Tausendundeiner Nacht* und der arabischen Erzählkunst.

Geschichten, so Goethe, sind ein prozessualer Handlungsablauf, in dem Gedanken in Geschehnissen lebendig werden, sie stellen Mögliches als Wirklichkeit dar. In Märchen wird eine andere Ebene angesprochen: Märchen stellen Unmögliches als möglich dar und übersteigen dadurch die Vernunftsrealität. Märchen haben deshalb auch eine Vergleichbarkeit mit Träumen, denn Traumbildsequenzen setzen sich meist aus unmöglichen Geschehnissen zusammen, deren Bildermaterial zwar aus dem Alltagserleben stammt, jedoch in Komposition und Gefüge einen realen Geschehensablauf übersteigt. Träume entspringen der Sphäre des Unbewussten, des schlafenden Bewusstseins. Traum und Märchen stammen beide aus einer Sphäre der erleuchteten Dunkelheit, der schlummernden Weisheiten, die uns in ihnen und durch sie offenbart wird.

«Es ist an der Zeit»: So lautet ein mehrfach erklingender Weckruf in Goethes *Märchen von der grünen Schlange und der schönen Lilie.* «Es ist an der Zeit …» kann ergänzt werden zu: «… dass uns Verborgenes offenbar wird».

Mit dieser Vorgabe, durch die sich verschiedene Wirklichkeitsebenen eröffnen lassen, sei auf die Geschehnisse im *Märchen* geblickt.

«Es ist an der Zeit»: Dies kann politisch gesehen werden, es ist oder war damals an der Zeit, die Menschheitsideale von Gleichheit, Freiheit und Brüderlichkeit in unser Bewusstsein zu bringen. Diese Ideale wurden von Rudolf Steiner in den Jahren 1917–1922 spezifiziert als Leitbild für eine gesellschaftliche Ordnung und Entwicklung. Diese Soziale Dreigliederung beschreibt die Grundstruktur einer Gesellschaft, in der die Koordination der gesamtgesellschaftlichen Lebensprozesse differenziert wird in drei Bereiche mit ihren Leitmaximen: Freiheit im Gedankenleben, Gleichheit im Rechtsleben und Brüderlichkeit im Wirtschaftsleben. Dadurch wurde den Idealen jeweils ein Wirkungsbereich zugeordnet, gleichzeitig die Gefahren der Vermischung in unangemessene Wirkungsebenen deutlich. Wir sehen die Folgen, wenn Freiheit im Wirtschaftsleben herrscht statt Brüderlichkeit, Brüderlichkeit im Rechtsleben, wo doch eine Vetterleswirtschaft im Rechtsleben nichts zu suchen hat, oder wenn Gleichheit im Gedankenleben zu herrschen beginnt als Diktatur der Gleichmacherei der Gedanken.

«Es ist an der Zeit»: Das kann auch aus dem Blickwinkel des Bemühens um ein Verständnis der Seele und ihrer Erkrankungen in unserer aktuellen Zeit gesehen werden, ein Thema mit hoher Brisanz. So kann Goethes *Märchen* als ein Text begriffen werden, der die Erziehung und Weiterentwicklung des Menschen und der Menschheit berührt, der aber auch persönlich für eine Weiterentwicklung und Menschwerdung des einzelnen Menschen von Bedeutung ist.

Rudolf Steiner hat sich intensiv mit Goethes *Märchen* beschäftigt und zahlreiche Vorträge darüber gehalten. Aus dem Märchen stammen wesentliche Inspirationen für sein szenisches Stück *Die Pforte der Einweihung* und die Mysteriendramen-Trilogie[10] *Die Prüfung der Seele, Der Hüter der Schwelle* und *Der Seelen Erwachen*, die den spirituellen Entwicklungsweg des Menschen beinhalten.

Im Folgenden wird aus dem *Märchen* als Ganzem der Blick gerichtet auf das Geschehen, das sich als Heilungsgeschehen entwickelt ab dem Moment, als der Jüngling – «Jüngling» ist zu übersetzen als der verjüngte Mensch, der neue Mensch, der auferstehende Mensch, der verwandelte Mensch – ohnmächtig oder scheintot zu Boden fällt, «entseelt», seelenverloren. Er ist an einem Nullpunkt angekommen, nichts geht mehr, Ende.

Was jetzt kommt, das ist interessant für unsere therapeutische Fragestellung: Wie kommt der Jüngling wieder hoch, was braucht es, um ihn aus diesem entseelten Wie-tot-Darniederliegen wieder zum selbstbewussten Gestalter des eigenen Seins zu erheben?

Das Geschehen im Einzelnen

Den Hinweis, dass es sich im Geschehen von Goethes *Märchen* um die Darstellung eines Heilungsgeschehens handelt, verdanke ich Joseph Beuys[11]. Ein ihm zugeschriebener poetischer Text beginnt mit den Worten: «Lass dich fallen» – also: Komm runter, mach dich locker – und: «lerne Schlangen beobachten».

> *«Lass dich fallen, lerne Schlangen beobachten, pflanze unmögliche Gärten. Lade jemanden Gefährlichen zum Tee ein, mache kleine Zeichen, die ‹Ja› sagen, und verteile sie überall in deinem Haus. Werde ein Freund von Freiheit und Unsicherheit. Freue dich auf Träume. Weine bei Kinofilmen, schaukle, so hoch du kannst mit deiner Schaukel bei Mondlicht. Pflege verschiedene Stimmungen, verweigere dich ‹verantwortlich zu sein›, tue*

es aus Liebe. Glaube an Zauberei, lache eine Menge, bade im Mondlicht. Träume wilde fantasievolle Träume, zeichne auf die Wände. Lies jeden Tag. Stell dir vor, du wärst verzaubert, kichere mit Kindern, höre alten Leuten zu. Spiele mit allem, unterhalte das Kind in dir, du bist unschuldig, baue eine Burg aus Decken, werde nass, umarme Bäume, schreibe Liebesbriefe.»

Die Schlange taucht in der Mythologie als Sinnbild der Heilung auf. Sie gehört zum Symbol des Arztes als Schlange, die sich in einer vertikal-horizontalen Bewegung am Äskulabstab oder Merkurstab emporwindet. Interessanterweise, näher ausgeführt ist dieser Zusammenhang von Albert Camus in seinem Buch *Der Mythos von Sisyphos*[12], haben Heiler, Händler und Diebe das gleiche mythologische Symbol der sich hochwindenden Schlange. Warum? Heiler, Händler und Diebe schaffen den Ausgleich von einem Zuviel auf der einen und einem Zuwenig auf der anderen Seite.

Für das Lesen und Verstehen von Märchen hilft uns Goethe mit der Anleitung: «Märchen: das uns unmögliche Begebenheiten unter möglichen oder unmöglichen Bedingungen als möglich darstellt. Roman: der uns mögliche Begebenheiten unter unmöglichen oder beinahe unmöglichen Bedingungen als wirklich darstellt.»[13]

Das nahm ich als Orientierung beim Einstieg in das Märchengeschehen an dem dramatischen Punkt: Ein Mensch liegt wie tot am Boden! – Und ich stellte mir die Frage: Wie kommt der wieder hoch, wie wird der wieder lebendig?

Im Märchen: «… Unmögliches wird als möglich dargestellt …» Wer in diesem dramatischen Moment, Goethe im *Märchen*: «Das Unglück war geschehen!», aktiv wird, Symbol der Erkenntnis und der Heilung, ist die Schlange.

Die andere Hauptprotagonistin im *Märchen* ist die schöne Lilie. Was hat sie zu bedeuten? Yara Mellin, Psychotherapeutin in Dresden, gab mir den Hinweis, dass mit «Lilie» auch Lilith von Goethe angesprochen sein könnte; Lilith als Symbolfigur der Selbstständigkeit der Frau und der Gleichberechtigung von Mann und Frau. Historisch ist interessant, dass in Weimar zu Goethes Zeit Johann Gottfried Herder (1744–1803) lebte und großen Einfluss auf das dortige philosophische Leben hatte. Er verfasste in Anlehnung an die Schöpfungsgeschichte der *Bibel* und jüdische Überlieferungen eine Erzählung über Lilith und ihr Wesen.[14] Auf seiner Grabplatte in der Stadtkirche Sankt Peter und Paul in Weimar, Herderkirche genannt, ist das Symbol des Uroboros, die sich zum Kreis schließende Schlange, angebracht und die Worte: Licht, Liebe, Leben. Es sind Motive, die in Goethes *Märchen* auftauchen.

In Goethes *Faust* erscheint Lilith in der Walpurgisnacht. Auf Fausts Frage nach ihr erhält er von Mephisto die folgende Antwort: «Lilith ist das.» – Faust: «Wer?» – Mephisto: «Adams erste Frau. Nimm dich in Acht vor ihren schönen Haaren, vor diesem Schmuck, mit dem sie einzig prangt. Wenn sie damit den jungen Mann erlangt, so lässt sie ihn sobald nicht wieder fahren.»[15]

Dies ist unserem jungen Mann im *Märchen* geschehen.

Im Nachdenken über das *Märchen* und dessen möglichen Sinn wurde mir immer deutlicher, dass der Jüngling, die Entwicklung des Jünglings im *Märchen*, entschlüsselt werden will. Ich versuchte, mir ihn bildhaft vorzustellen, wie er da auftritt: «im Harnisch», also in einer Rüstung, geht er am Fluss entlang, als ihn die Alte erstmals wahrnimmt. Ich versuchte zu ergründen, welche Vorgeschichte, welche Anamnese er hat, was wir über seine Herkunft und sein Leid erfahren. Es sind nur wenige Andeutungen, jedenfalls hat er all sein Bisheriges verlassen, ist von etwas in den Bann gezogen, das er auf jeden Fall erreichen will, aber bisher nicht erreichen konnte, und das geht schon länger so.

Aus der Begegnung mit der Alten und deren Verbindung mit dem Alten mit der Lampe schöpft er neue Hoffnung, sein Ziel zu erreichen, und er entwickelt in der erneuten Begegnung mit der Lilie eine bisher nicht vorhandene Entschlusskraft, sein ersehntes Ziel, eins werden mit ihr, zu erreichen.

Der schlimmste Moment des *Märchens* – «Das Unglück ist geschehen» – ist, als er die schöne Lilie ungestüm berührt, und dann zu Boden fällt, «entseelt», wie es im Märchen heißt.

Kurz vorher jedoch gibt uns Goethe Hoffnung in der Verzweiflung, er lässt den Alten zur Alten sagen, sie solle der Lilie übermitteln, «… das größte Unglück für das größte Glück zu nehmen».

Schauen wir uns also nach diesen Vorüberlegungen den Geschehensablauf in Goethes *Märchen* ab dem Zeitpunkt an, als der Jüngling zu Boden geht und anschließend über einen Entwicklungsweg wieder hochkommt.

Aus Goethes *Märchen* leuchteten mir sieben Schritte auf, die dieser Weg braucht. Diese sieben Schritte erscheinen mir als die Grundstruktur eines Heilungsvorganges, eines seelischen Heilungsvorganges. «Entseelt» ist das Wort, mit dem Goethe den zu Boden gegangenen Jüngling bezeichnet, «beseelt» soll er wieder werden, seine Seelenfähigkeiten wieder voll zur Verfügung haben.

So verbirgt sich in Goethes *Märchen* der Nahtod des Jünglings und seine anschließende Auferstehung als Urbild eines seelischen Heilungsprozesses.

Nun zu den Schritten im Einzelnen. Für jeden der im Folgenden dargestellten Schritte wird die zugehörige Textstelle aus Goethes *Märchen* zitiert als Quelle für die von mir daraus entwickelten Gedanken.

Die sieben Schritte

Schritt eins im Märchen: «Sich umfassen, abgrenzen, annehmen»

Als Erstes, nach dem Zu-Boden-Gehen des Jünglings, zieht die Schlange einen Kreis um ihn, indem sie das Ende ihres Schwanzes mit den Zähnen fasst und sich ruhig hinlegt. Also nichts mehr mit rumschlängeln, rumwuseln, Ruhe muss eintreten, in sich gehen, zu sich kommen, sich selbst fassen. Sich selbst zu fassen bekommen kann eine Schlange in Ermangelung von Händen und Füßen nur mit ihrem Mund. Die Schlange, die sich selbst fasst, Uroboros: ein uraltes Symbol für Ruhe und Besinnung, nicht Zeitlichkeit, sondern Ewigkeit.

«Das Unglück war geschehen! (…) Dagegen regte sich die Schlange desto emsiger; sie schien auf Rettung zu sinnen, und wirklich dienten ihre sonderbaren Bewegungen, wenigstens die nächsten schrecklichen Folgen des Unglücks auf einige Zeit zu hindern. Sie zog mit ihrem geschmeidigen Körper einen weiten Kreis um den Leichnam, fasste das Ende ihres Schwanzes mit den Zähnen und blieb ruhig liegen.»[16]

Der erste Schritt im Heilungsgeschehen kann benannt werden als: «sich umfassen und umfasst werden».

Schritt zwei im Märchen:«Setzen, warm halten, sich wohltun und wohltun lassen»

Nach dem ersten Schritt erfolgt als nächster die Notfallbehandlung der schreckensstarren schönen Lilie durch ihre drei Dienerinnen.

Die eine Dienerin löst die Lilie aus ihrer körperlichen Erstarrung dadurch, dass sie ihr eine Sitzgelegenheit anbietet. Es ist die Geste: «das, woran du gescheitert bist: erst mal setzen lassen».

Die zweite Dienerin schützt die Lilie durch eine Hülle aus Wärme und Licht, einen «feuerfarbigen Schleier»[17]. Es ist die Geste: «das, woran du gescheitert bist, und was dir so wichtig war: warm halten».

Die dritte Dienerin hilft der schönen Lilie aus ihrer seelischen Erstarrung, indem sie ihr ein Instrument gibt, eine Harfe zum Musizieren, und einen Spiegel, in dem sie sich selbst betrachten kann. Die erstarrte schöne Lilie findet wieder zu Tönen, kann weinen, und ihr Schock, ihr erster Schmerz, löst sich.

Die Lilie: «Der Schmerz erhöhte ihre Schönheit, der Schleier ihre Reize, die Harfe ihre Anmut, und so sehr man hoffte, ihre traurige Lage verändert zu sehen, so sehr wünschte man ihr Bild ewig, wie es gegenwärtig erschien, festzuhalten. (…) doch bald löste sich ihr Schmerz in Tränen auf …»[18]

Es ist die Geste: Finde in schwierigen Zeiten zu deiner Melodie zurück und singe sie, schaue dich selbst an. «Ein Freund ist ein Mensch, der die Melodie deines Herzen kennt und sie dir vorspielt, wenn du sie vergessen hast.»[19]

Dieser zweite Schritt im Märchen kann ausgedrückt werden als: «sich wohltun und sich wohltun lassen».

Schritt drei im Märchen: «Den Lebens-Lichtblick keinesfalls verlieren, sich erhellen und erhellt werden»

Nach der Notfallversorgung der Lilie geht es nun um den Hauptverletzten, den Jüngling, der sich im Nahtodbereich befindet.

Die Schlange ist es, die den Notruf absetzt: Licht! Es braucht Licht! Das Licht darf nicht weggehen! Dunkelheit verhindern!

Im *Märchen* ist es ausgedrückt als: Die Sonne darf nicht untergehen. Da die Sonne das aber natürlicherweise tut, braucht es anderes Licht: Der Alte mit der Lampe muss kommen! Jetzt ist es ernst, nur das Licht kann das endgültige Zugrundegehen des Jünglings mit seiner Energiekraft verhindern. Und siehe da, bedenken wir, wir sind in einem Märchen, der Alte kommt herbei, er geht über das Wasser des Flusses wie Christus über den See Genezareth, eine starke Geste des «Nichtuntergehens», des Überwasserbleibens.

«Märchen: das uns unmögliche Begebenheiten unter möglichen oder unmöglichen Bedingungen als möglich darstellt. Roman: der uns mögliche Begebenheiten unter unmöglichen oder beinahe unmöglichen Bedingungen als wirklich darstellt.»[20]

Diese Kraft, die Kraft des Obenbleibens, braucht es jetzt und es braucht das Licht. Jemand, im Märchen sind es mehrere Beteiligte, die zusammenwirken, muss dafür sorgen, dass das Licht nicht ausgeht, dass das Licht bleibt.

Es ist der Alte mit der Lampe, der den viel zitierten Ausspruch macht in diesem Moment des Geschehens: «Ob ich helfen kann, weiß ich nicht, ein Einzelner hilft nicht, sondern wer sich mit vielen zur rechten Stunde vereinigt.»[21]

Jedenfalls helfen alle zusammen, es leuchtet nicht allein die Schlange, die durch das Gold, die Weisheit, von innen her erleuchtet ist. Es ist auch der Schleier der Lilie, die Hülle der Liebe, die leuchtet. Es sind auch die Irrlichter, die sich in diesem ernsten Moment ausnahmsweise anständig und nicht quatschköpfig verhalten. Alle halten in der Not zusammen, selbst der Korb, in den der nahtote Jüngling gelegt wird, leuchtet. Mehrfach abgesichert wird das Licht. Der Lichtblick muss unbedingt erhalten bleiben: Nur wenn keine Seelenfinsternis eintritt, bleibt das Leben erhalten.

Eine wichtige Grundregel für Menschen in seelischer Not und für Begleiter von Menschen in seelischer Not und Suizidalität.

«In dieser Not sah die Schlange sich überall um, denn sie fürchtete jeden Augenblick, die Sonne werde untergehen, die Fäulnis den magischen Kreis durchdringen und den schönen Jüngling unaufhaltsam anfallen. Endlich erblickte sie hoch in den Lüften mit pur-

purroten Federn den Habicht, dessen Brust die letzten Strahlen der Sonne auffing.» (…)

Dem herannahenden Alten mit der Lampe ruft die Lilie entgegen: «Welcher gute Geist sendet dich in dem Augenblick, da wir so sehr nach dir verlangen und deiner so sehr bedürfen? Der Geist meiner Lampe, versetzte der Alte, treibt mich, und der Habicht führt mich hierher.» (…)

Zur angsterfüllten Lilie sagt der Alte: «Sei ruhig, schönstes Mädchen! Ob ich helfen kann, weiß ich nicht, ein Einzelner hilft nicht, sondern wer sich mit vielen zur rechten Stunde vereinigt.»[22]

Dieser Schritt im Geschehensablauf kann übersetzt werden mit: «sich erhellen und erhellt werden».

Schritt vier im Märchen: «Große und kleine Überbrückung, sich verbinden und verbunden werden»

So geht die Geschichte des Märchens weiter: Die Schlange löst den von ihr gebildeten Kreis auf, streckt sich zum Fluss hin und bildet sich um zu einer Brücke, die über den Fluss reicht. Über sie geht die ganze Prozession leuchtend hinüber ans andere Ufer: Der Jüngling wird getragen, der Alte mit der Lampe geht voran, die anderen – die Alte, die Lilie und die Irrlichter – folgen.

Das ist die erste, die große Überbrückung.

Durch diese Überbrückung werden die zwei Kontinente, die zwei Hemisphären im *Märchen*, in Verbindung gesetzt: zwischen Bewusstsein – das Land der Lilie –, und Leben – das Land der Schlange –, entsteht eine dauerhafte Verbindung. Kognition und Emotion sind nicht mehr Gegensätze wie These und Antithese, die Synthese bildet sich aus dem züngelnden, neugierigen, jetzt aber erleuchteten Verstand: Die Schlange opfert sich und wird zum beständigen Brückenbauwerk in Kontinuität.

«Und wirklich war Mitternacht herbeigekommen, man wusste nicht wie. Der Alte sah nach den Sternen und fing darauf zu reden an: Wir sind zur glücklichen Stunde beisammen; jeder verrichte sein Amt, jeder tue seine Pflicht, und ein allgemeines Glück wird die einzelnen Schmerzen in sich auflösen, wie ein allgemeines Unglück einzelne Freuden verzehrt. (…)

Die Schlange fing nunmehr an, sich zu bewegen, löste den Kreis auf und zog langsam in großen Ringen nach dem Flusse. (…) der Alte neigte sich vor ihr und sprach: Was hast du beschlossen?

Mich aufzuopfern, ehe ich aufgeopfert werde, versetzte die Schlange; versprich mir, dass du keinen Stein am Lande lassen willst.»[23]

Wenn diese erste, die große Überbrückung erfolgt, und der Jüngling wieder, über die Brücke getragen, im Bereich des Lebens angelangt ist, ereignet sich dort, am anderen Ufer, das zweite Wandlungsgeschehen als Auferstehung: Aus dem erleuchteten Verstand der Schlange fließt Leben und Lebendigkeit in den Jüngling, vermittelt durch die liebe Lilie.

«Der Alte … sagte darauf zur schönen Lilie: Rühre die Schlange mit der linken Hand an und deinen Geliebten mit der rechten. Lilie kniete nieder und berührte die Schlange und den Leichnam. Im Augenblicke schien dieser in das Leben überzugehen, er bewegte sich im Korbe, ja er richtete sich in die Höhe und saß; (…) der Alte … half dagegen dem Jüngling aufstehn und leitete ihn, indem er aus dem Korbe und dem Kreise trat. Der Jüngling stand, der Kanarienvogel flatterte auf seiner Schulter, es war wieder Leben in beiden, aber der Geist war noch nicht zurückgekehrt; der schöne Freund hatte die Augen offen und sah nicht, wenigstens schien er alles ohne Teilnehmung anzusehn …»[24]

Dies ist die zweite, die kleine Überbrückung.

Unmittelbar darauf stirbt die Schlange: «Ihr schöner, schlanker Körper war in tausend und tausend leuchtende Edelsteine zerfallen.»[25]

Die Schlange stirbt, der Jüngling lebt auf, hat aber noch nicht Bewusstsein und Selbstbewusstsein wiedererlangt.

Diese Szene erinnert an die Schöpfungsgeschichte der Bibel. In der Bibel ist es die Schlange, die Adam und Eva die Apfelfrucht vom Baum der Erkenntnis reicht: «Das Weib sprach zur Schlange: Von der Frucht der Bäume im Garten mögen wir essen, aber von der Frucht des Baums, der mitten im Garten ist, hat Gott gesprochen: Esst nicht davon und rührt nicht daran, sonst müsst ihr sterben. Die Schlange sprach zum Weib: Sterben, sterben werdet ihr nicht, sondern Gott ist's bekannt, da am Tag, da ihr davon esset, eure Augen sich klären und ihr werdet wie Gott, erkennend Gut und Böse.»[26]

Im *Märchen* ist es nun nicht der Baum der Erkenntnis, sondern der Baum des Lebens, der andere Baum im Paradies. Und es ist wiederum die Schlange, die etwas weiterreicht: vermittelt über die schöne Lilie das Leben an den Jüngling.

In der Bibel, *Offenbarung des Johannes*, ist es das göttliche Weltenwort selbst, das spricht: «Wer überwindet, dem will ich vom Baume des Lebens zu essen geben, der im Paradiese Gottes steht.»[27]

In Goethes *Märchen* ist es die Schlange, die sich überwindend opfert. Der Alte zur Schlange: «Was hast du beschlossen? Mich aufzuopfern, ehe ich aufgeopfert werde, versetzte die Schlange …»

Das Leben, ihr Leben geht, überbrückt durch die Lilie, auf den Jüngling über.

Diese zweifache Überbrückung kann ausgesprochen werden als: «sich verbinden und verbunden werden».

Schritt fünf im Märchen: «Einen Weg gehen, das spirituelle Zentrum verlagern, sich bewegen und bewegt werden»

So geht es weiter im *Märchen*: Leben ist in unserem Jüngling wieder da, aber noch kein Geist. Mit Licht zeigt der Alte den Weg, nur mit Licht, diesmal durch das Licht der Irrlichter, lässt sich das Tor des Tempels, das spirituelle Zentrum, «die Pforte des Heiligtums», öffnen.

Licht ist ein großes Thema. Mit ihm beginnt die *Heilige Schrift*. – 1. Buch Mose:

> 1 Im Anfang schuf Gott den Himmel und die Erde.
> 2 Die Erde aber war Irrsal und Wirrsal. Finsternis über Urwirbels Antlitz. Braus Gottes schwingend über dem Antlitz der Wasser.
> 3 Gott sprach: Licht werde! Licht ward.
> 4 Gott sah das Licht: dass es gut ist. Gott schied zwischen dem Licht und der Finsternis.
> 5 Gott rief dem Licht: Tag! und der Finsternis rief er: Nacht! Abend ward und Morgen ward: ein Tag.[28]

Licht beschäftigte Isaac Newton (1643–1727) als Physiker, Goethe als Künstler. Beide kamen zu unterschiedlicher Erkenntnis von Licht und Farbe – Goethe zu seiner *Farbenlehre* und Newton zu seiner «Lehre von der Entstehung von Farbe aus Licht».

Vor mehr als hundert Jahren erkannten Wissenschaftler den Doppelcharakter des Lichtes: einerseits Materieteilchen in Form von Photonen, andererseits reine Energie als elektromagnetische Schwingung. Mit der Quantenphysik entdeckten sie eine zweite Welt am Rande der Welt der klassischen Physik. Die Quantenphysik beschreibt einen Möglichkeitsraum, die klassische Physik einen Wirklichkeitsraum, beide existieren zusammen und gleichzeitig. Bekannt wurde Werner Heisenbergs sogenannte Unschärferelation, die besagt, dass bestimmte Messgrößen eines Teilchens, etwa sein Ort und sein Impuls, nicht gleichzeitig beliebig genau bestimmbar sind. Die Messung des einen verändert den anderen und umgekehrt.[29]

Licht, genauer: die Erforschung des Lichtes, erbrachte diesen Wissenschaftlern neue Erkenntnisse und sie entdeckten einen neuen Raum, den Quantenraum.

In unserem *Märchen* öffnet Licht das Tor des Tempels, durch das geöffnete Tor kommt die ganze Gesellschaft zu den drei Königen und dem zusammengesetzten vierten im noch unterirdischen Tempel. Alle können sich durch das vom Licht ermöglichte Anschauen der drei Königskräfte bewusst werden. Wir befinden uns im Tempel, Tempel ist zu übersetzen als das spirituelle Zentrum in uns, Ort unserer Seele mit ihren drei Grundkräften: Denken – repräsentiert durch den goldenen König, Fühlen – repräsentiert durch den silbernen König und Wollen – repräsentiert durch den ehernen, den eisernen König. Es wird die Frage gestellt vom goldenen König: «Woher kommt ihr?», mit der folgenden Antwort des Alten: «Aus der Welt.» – Die nächste Frage des silbernen Königs: «Wohin geht ihr?» wird beantwortet mit: «In die Welt.»

Hier spielt Goethe mit den verschiedenen Welten: Makrokosmos – Mikrokosmos, Innenwelt – Außenwelt, sichtbare Welt – unsichtbare Welt.

Müsset im Naturbetrachten
Immer eins wie alles achten;
Nichts ist drinnen, nichts ist draußen:
Denn was innen, das ist außen.
So ergreifet ohne Säumnis
Heilig öffentlich Geheimnis.

Freuet euch des wahren Scheins,
Euch des ernsten Spieles:
Kein Lebendiges ist ein Eins,
Immer ist's ein Vieles.[30]

Weiter geht es im Märchen: Als Nächstes kommt die Frage des zusammengesetzten vierten Königs: «Wer wird die Welt beherrschen?», mit der Antwort des Alten: «Wer auf seinen Füßen steht.»

Also das ist zum Königsein erforderlich: mit beiden Beinen fest auf dem Boden stehen. Der wild und wüst zusammengesetzte vierte König zerfällt, der, der eigentlich die zukünftige Herrschaft übernehmen wollte.

Jetzt, in diesem Moment, kommt zunächst ein horizontaler, dann aber entschieden vertikaler Bewegungsimpuls ins Geschehen: Der Tempel, das spirituelle Zentrum, wandert, wie ein Schiff bewegt er sich unterirdisch durch die Elemente Erde und Wasser horizontal unter dem Fluss hindurch, steigt dann vertikal auf und kommt an Luft und Licht.

Dies ist der stärkste Moment im Märchen: das spirituelle Zentrum verlagert sich!

In der Weltgeschichte gab es mehrfach solche Verlagerungen. Ein Beispiel ist die «Translatio sanguinis Domini», die Überführung der Reliquien des Blutes Christi von Jerusalem nach Reichenau durch Karl den Großen im neunten Jahrhundert oder der Gebeine der drei heiligen Könige von Mailand nach Köln in den Kölner Dom durch Friedrich Barbarossa im zwölften Jahrhundert.[31]

Hier geht es aber um die Verlagerung des spirituellen Zentrums im Menschen selbst, die Verlagerung des eigenen Zentrums. Wenn wir das menschlich-anatomisch denken, führt diese Verlagerung vom linken Unterbauch und dessen Höhlen und dumpfen Konglomeraten des Wollens aufwärts hin zum stärksten Fluss in uns, dem Blutfluss, Blut als der «besondere Saft», Träger von Wärme und Liebe. Unser spirituelles Zentrum verlagert sich hin zum Zentrum des Blutflusses, zum Herzen! Der Innenraum des Herzens, die zwei Vorhöfe und die zwei Kammern mit ihren Wölbungen und Nischen, als Bild unseres eigenen inneren Tempels mit seinen Räumen.

«Meine Herren, sagte darauf der Alte ehrerbietig zu den Irrlichtern, nunmehr zeige ich Ihnen den Weg und eröffne den Gang; aber Sie leisten uns den größten Dienst, wenn Sie uns die Pforte des Heiligtums öffnen, durch die wir diesmal eingehen müssen und die außer Ihnen niemand aufschließen kann. (…)

Nach einiger Pause fragte der goldne König: Woher kommt ihr? – Aus der Welt, antwortete der Alte. – Wohin geht ihr?, fragte der silberne König. – In die Welt, sagte der Alte. – Was wollt ihr bei uns?, fragte der eherne König. – Euch begleiten, sagte der Alte. (…)

Wer wird die Welt beherrschen?, rief dieser [der zusammengesetzte König] mit stotternder Stimme. – Wer auf seinen Füßen steht, antwortete der Alte. – Das bin ich!, sagte der gemischte König. – Es wird sich offenbaren, sagte der Alte, denn es ist an der Zeit. (…)

Man konnte deutlich fühlen, dass der ganze Tempel sich bewegte, wie ein Schiff, das sich sanft aus dem Hafen entfernt, wenn die Anker gelichtet sind; die Tiefen der Erde schienen sich vor ihm aufzutun, als er hindurchzog. Er stieß nirgends an, kein Felsen stand ihm in dem Weg. (…) Nicht lange darauf glaubten sie still zu stehn, doch sie betrogen sich: Der Tempel stieg aufwärts.»[32]

Dieser fünfte Schritt im Märchen ist eine Bewegungsgeste: «sich bewegen und bewegt werden».

Schritt sechs im Märchen: «Denken, Fühlen und Wollen führen lernen, sich erkennen»

Wenn der Tempel vom Unterirdischen aufgestiegen ist zum Fluss, also das spirituelle Zentrum des Menschen von der Unterwelt hin zum Herzen verlagert wird, ist schon viel erreicht, aber noch nicht alles. Jetzt wird dem Jüngling die Führungsmacht über sein Seelenleben verliehen, in den Bildern des *Märchens* durch die drei Könige, die dem Jüngling ihre Führungswerkzeuge überreichen mit entsprechender Gebrauchsanweisung.

Vom ehernen König bekommt er das Schwert mit den Worten zum Gebrauch: «Das Schwert an der Linken, die Rechte frei!» – Also: Führe dein Wollen mit Gefühl und achte darauf, dass du selbst frei Handelnder bleibst.

Vom silbernen König bekommt er das Szepter, den Hirtenstab, mit den Worten zum Gebrauch: «Weide die Schafe!» – Also: Achte auf deine Seelenregungen und Gefühle, hüte sie davor, vom Wolf zerrissen zu werden oder verloren zu gehen.

Vom goldenen König erhält er den Eichenkranz mit den Worten zum Gebrauch: «Erkenne das Höchste!» – Also: Benutze dein Denken zum Erfassen geistiger Zusammenhänge.

Dies sind die Sinnbilder der wiederzuerlangenden Führung über Denken, Fühlen und Wollen in bewusster Weise. Sie stellen das Zentrum eines psychotherapeutischen Prozesses dar. Tiefenpsychologen und Psychoanalytiker arbeiten am Bewusst- und Selbstbewusstwerden mit den Mitteln der Erkenntnis von seelischen Zusammenhängen, der Psychodynamik. Verhaltenstherapeuten erkennen sich hierin wieder mit dem Ansatz, die Führung über das Denkverhalten, das emotionale Verhalten und das Handlungsverhalten zu bekommen als therapeutisches Ziel, die Schematherapie differenziert dies weiter. Andere Psychotherapien, zum Beispiel Gesprächstherapie, Gestalttherapie und Psychodrama, arbeiten mit ihren spezifischen Methoden ebenfalls in diesem Bereich.

Selbstbewusst denkfähig, emotionsfähig und handlungsfähig zu sein und zu werden: Das ist die Grundlage seelischer Gesundheit.

«Der Mann mit der Lampe führte nunmehr den schönen, aber immer noch starr vor sich hinblickenden Jüngling vom Altare herab und gerade auf den ehernen König los. Zu den Füßen des mächtigen Fürsten lag ein Schwert in eherner Scheide. Der Jüngling gürtete sich. – Das Schwert an der Linken, die Rechte frei!, rief der gewaltige König. Sie gingen darauf zum silbernen, der sein Szepter gegen den Jüngling neigte. Dieser ergriff es mit der linken Hand, und der König sagte mit gefälliger Stimme: Weide die Schafe! Als sie zum goldenen Könige kamen, drückte er mit väterlich segnender Gebärde dem Jüngling den Eichenkranz aufs Haupt und sprach: Erkenne das Höchste!»[33]

Anders ausgedrückt: «sich selbst erkennen und erkannt werden».

Schritt sieben im Märchen: «Liebender werden»

Der Jüngling tritt nun erneut, zum zweiten Mal vor die Könige. Zwei Mal vor die gleiche Situation treten, dies ist ein Parzival-Motiv: den Heiligen Gral beim ersten Mal unwissend, beim zweiten Mal bewusst sehen.[34]

Das bisherige Geschehen in Goethes *Märchen* reicht noch nicht aus zur Heilung. Es ist der sich bewusst werdende Jüngling selbst, der an die vierte Kraft erinnert, die vierte Kraft, «… die noch früher, allgemeiner, gewisser die Welt beherrscht: die Kraft der Liebe».

«Der Alte hatte während dieses Umgangs den Jüngling genau bemerkt. Nach umgürtetem Schwert hob sich seine Brust, seine Arme regten sich, und seine Füße traten fester auf; indem er das Szepter in die Hand nahm, schien sich die Kraft zu mildern und durch einen unaussprechlichen Reiz noch mächtiger zu werden; als aber der Eichenkranz seine Locken zierte, belebten sich seine Gesichtszüge, sein Auge glänzte von unaussprechlichem Geist, und das erste Wort seines Mundes war: Lilie. (…) O! mein Freund, fuhr er fort, indem er sich zu dem Alten wendete und die drei heiligen Bildsäulen ansah, herrlich und sicher ist das Reich unserer Väter, aber du hast die vierte Kraft vergessen, die noch früher, allgemeiner, gewisser die Welt beherrscht: die Kraft der Liebe. (...) Hierauf sagte der Alte lächelnd: Die Liebe herrscht nicht, aber sie bildet, und das ist mehr.»[35]

Jetzt ist also die Brücke gebaut, jetzt also steht der Tempel am Fluss, das spirituelle Zentrum ist aus dem Dunklen des ungestümen Wollens mit seinen Klüften und Höhlen herausgekommen, selbst der Riese, die Ungestalt, verwandelt sich, wird zum Zeitanzeiger einer Sonnenuhr. Durch die Brücke kann nun alles ungestört zwischen den beiden Hemisphären hin- und herfließen, und der Jüngling, ausgestattet mit klarem Denken, Fühlen und Wollen, versehen mit der Bildekraft der Liebe, wird zum neuen König.

In anderen Worten: «sich lieben und geliebt werden».

Auferstehung des Darniederliegenden

Märchen sind wie Träume bildhafter und lebendiger Ausdruck unserer inneren Seelenwelt. Ihre verschlüsselten Aussagen gelten sowohl allgemein als auch für jeden Einzelnen von uns. So auch der Geschehensablauf in Goethes *Märchen* und das Heilungsgeschehen mit der Entwicklung zum Menschsein überhaupt.[36]

Dieses lässt sich folgendermaßen zusammenfassen:

Wenn du zu Boden gehst, wenn du an deinen bisherigen Bemühungen zerbrichst, wenn du scheiterst: «Komm zur Ruhe, umfasse dich selbst, nimm dich selbst an».

Dein Inneres und dein Umfeld brauchen Unterstützung, um aus der Erstarrung herauszukommen, und müssen versorgt werden, «tue dir wohl, lass dir wohltun».

Das Licht, der Lichtblick in dir darf nicht ausgehen, du brauchst jemanden, der für dich deine Lebensflamme und dein Geisteslicht aufrechterhält und weiterträgt.[37]

Tritt in Verbindung, gehe über eine Brücke oder lass dich tragen. Aus dieser Brücke, diesem Weg entsteht das neue Leben, das dir, vermittelt über die Liebe, gegeben wird. Das führt zu Veränderungen deines Verstandes, deine bisherige Denkweise wird sich auflösen und ein neuer Zugang zu deinem Inneren wird sich bilden.

Geh dann einen Weg, der darin besteht, dir Klarheit über dein Denken, Fühlen, Wollen zu verschaffen. Dies wird die Lage deines spirituellen Zentrums verändern: Es kommt in Bewegung, kommt aus den dunklen Tiefen des Unbewussten zum Licht und bekommt dadurch eine neue Wirksamkeit.

Werde dann zum Selbstgestalter und Führer deiner Seelenfähigkeiten, erkenne dich selbst, ergreife diese Fähigkeiten und wende sie an.[38]

Zum wirklichen Menschsein braucht es aber mehr als das, es braucht die Menschenliebe, die Herzensliebe. Dein inneres Zentrum muss sich vom dumpfen Willen aus der Halbdunkelheit erheben und ans Zentrum des Lebensliebesstroms, zum Herzen, gelangen.[39]

Wenn dann die beiden Welten, die Menschenmöglichkeitswelt als Idealwelt und die Menschenwirklichkeitswelt als Realwelt, in kontinuierlichem Kontakt stehen, also die Brücke erbaut ist, wenn dein neues Zentrum im Herzens-Liebes-Bereich ist, also wenn – in den Bildern des Märchens gesprochen – der Tempel am Fluss steht, dann bist du wieder König und Königin, dann wirst du zum Führer über dich selbst, dann ist Licht geworden, und der Schatten deiner Ungestümheit, in Goethes *Märchen* der taumelnde Riese, richtet keinen Schaden mehr an.

Jetzt wird das Lied der Lilie verständlich, das diese kummervoll singt, bevor noch die Dramatik des Heilungs- und Auferstehungsgeschehens beginnt.

Entfernt vom süßen menschlichen Genusse,
Bin ich doch mit dem Jammer nur vertraut.
Ach! warum steht der Tempel nicht am Flusse!
Ach! warum ist die Brücke nicht gebaut!

Jetzt steht der Tempel am Fluss, jetzt ist die Brücke gebaut: Irdisches und Geistiges stehen in Verbindung, der Herzens-Liebes-Fluss ist Zentrum in unserem Inneren geworden.

Goethes Märchen, ein therapeutisches Manual?

Meine Ausführungen sollen nicht so verstanden werden, als sei Goethes *Märchen* ein therapeutisches Manual, das direkt Buchstabe für Buchstabe, Wort für Wort therapeutisch umgesetzt werden kann. Vielmehr erkannte ich darin eine ihm innewohnende Leitlinie für Heilung, für das Auferstehen eines neuen Menschen in uns selbst.

Die von mir aus Goethes *Märchen* herausgelesenen Schritte:

> *Sich selbst wieder zu fassen bekommen und abgrenzen; setzen lassen, warm halten, singen; den Lichtblick keinesfalls verlieren; große und kleine Überbrückung; einen Weg gehen, das spirituelle Zentrum verlagern; Denken, Fühlen und Wollen führen lernen; Liebender werden,*

lassen sich zum einen als prozessuales Geschehen erfassen in zeitlich linearer, horizontaler Bewegung:

> *Erst sich selbst wieder zu fassen bekommen und abgrenzen; dann setzen lassen, warm halten, singen; dann den Lichtblick keines-*

falls verlieren; dann die große und kleine Überbrückung; dann einen Weg gehen, das spirituelle Zentrum verlagern; dann Denken, Fühlen und Wollen führen lernen; dann Liebender werden.

Sie können auch als Gleichzeitigkeit in vertikaler Bewegung verstanden werden:

Sich selbst wieder zu fassen bekommen und abgrenzen
Setzen lassen, warm halten, singen
Den Lichtblick keinesfalls verlieren
Große und kleine Überbrückung
Einen Weg gehen, das spirituelle Zentrum verlagern
Denken, Fühlen und Wollen führen lernen
Liebender werden.

Oder in Umkehrung des vertikalen Oben und Unten:

Liebender werden
Denken, Fühlen und Wollen führen lernen
Einen Weg gehen, das spirituelle Zentrum verlagern
Große und kleine Überbrückung
Den Lichtblick keinesfalls verlieren
Setzen lassen, warm halten, singen
Sich selbst wieder zu fassen bekommen und abgrenzen.

Dies als Anregung zu einem spielerischen und kreativen Umgang mit diesen sieben Schritten in Goethes *Märchen* im Schillerschen Sinn: «Der Mensch spielt nur, wo er in voller Bedeutung des Wortes Mensch ist, und er ist nur da ganz Mensch, wo er spielt.»[40]

Das Königin-König-Werden-Spiel kann in einer Gruppe gespielt werden. Jeder bekommt ein Stück grünen Gartenschlauch als Schlangenteil. Die Gartenschlauch-Schlangenteile können mittels Holzstückchen zusammengefügt werden, zum Beispiel als großer Kreis, der zu Beginn alle umfasst oder als Abschluss zu einer herzförmigen Gestalt, Symbol der Liebe:

sich umfassen / umfasst werden
sich wohltun / sich wohltun lassen
sich erhellen / erhellt werden
sich verbinden / verbunden werden
sich bewegen / bewegt werden
sich erkennen / erkannt werden
sich lieben / geliebt werden

Der Heilungsweg in Goethes *Märchen*, ausgehend von der Frage: «Wie kommt der darniederliegende Jüngling wieder hoch?», stellt sich dort als ein idealtypischer Spannungsbogen für die Gesamtgestalt einer psychotherapeutischen Behandlung dar, die das Ziel einer Mensch- und Ichwerdung des Menschen hat.

Diese sieben Stufen eines Heilungsgeschehens können als zeitlich nacheinander zu gehende Schritte auf einem Heilungsweg ausgeführt werden. Sie eignen sich aber auch zur Anwendung in einer Gleichzeitigkeit des Sowohl-als-auch und können dem Therapeuten Orientierung geben, in welchem Bereich er bzw. der Patient sich gerade befindet, welcher Bereich schon befestigt ist und an welchem Bereich, an welcher «Baustelle» noch gearbeitet werden muss – mit dem Wissen, dass es zur Heilung aller dieser sieben genannten Schritte zur Selbstkonstituierung bedarf.

3 ERFAHRUNGEN

Konstituierung des Selbst und Selbstwerdung des Ich

Nachdem ich aus Goethes *Märchen* die Folge der sieben Schritte herausgelesen hatte, die sich vom Zeitpunkt des inneren Zusammenbruches des Jünglings bis zu seinem «König-Königin-Werden» ereignen, begann ich, diese Schritte auf meine psychiatrische und psychotherapeutische Alltagssituation zu übertragen und darauf zu schauen, ob sich diese Schritte in den Behandlungsverläufen finden und als hilfreiche Schrittfolge im psychotherapeutischen Prozess anwenden lassen.

Es zeigte sich, dass die Schritte im Verlauf einer Behandlung nicht immer klar erkennbar in der Reihenfolge eins bis sieben gegangen werden, auch wenn dies aufgrund meiner vorherigen Ausführungen naheliegend und sinnvoll erscheint. Manchmal zeigt sich im Behandlungsverlauf das Kontinuum, manchmal gibt es Sprünge nach vorne oder nach hinten. Das kennen wir allerdings aus der Lebenserfahrung ebenso wie in unserer psychotherapeutischen Arbeit.

Jeder Mensch ein Künstler seiner selbst (Fallbeispiel)

Ein zweiundzwanzigjähriger Mann kommt in meine Sprechstunde, er hat schnell einen Termin bekommen, da er von seinem Vater als zunehmend suizidal angemeldet wurde.

Im Erstgespräch berichtete er, er sei seit vier Monaten von einem Work and Travel-Aufenthalt aus Neuseeland zurück, dort war er nach dem Abitur ein knappes Jahr gewesen. Während dieser Zeit sei es ihm ganz gut gegangen. Nach seiner Rückkehr nach Deutschland sei er rasch in einen Zustand der Lethargie verfallen, liege viel im Bett, schaffe kaum einen aktiven Tagesablauf, lenke sich mit dem Anschauen von Filmen im Internet ab. Verschiedene Bemühungen, einen Praktikumsplatz zu bekommen, seien gescheitert, auch wisse er nicht genau, was er beruflich machen wolle.

Er «zerdenke alles», so seine Formulierung, überall sehe er Hindernisse oder Widrigkeiten in äußeren Umständen, aber auch in seiner inneren Verfassung. Er könne sich zu nichts aufraffen, sei «lieber in der Komfortzone», redet tadelnd über sich selbst, fast wie in der dritten Person bezeichnet er sich als «faul».

In der Schulzeit und bis zum Abitur sei es zeitweise auch schwer für ihn gewesen, er habe viele Fehlzeiten gehabt, sich zeitweise stark zurückgezogen, auch hier habe er Sinnlosigkeitsgedanken und Zukunftslosigkeit in sich getragen.

Seine Eltern hatten Zeiten von seelischer Labilität und Ehekrisen, derzeit sei die Situation zu Hause stabil. Eine ältere Schwester mache eine Berufsausbildung, wohnt nicht mehr zu Hause, seine jüngere Schwester sei musikalisch sehr aktiv und in der Schule erfolgreich. Sowohl in der Familie mütterlicherseits als auch väterlicherseits sind Schicksalsschläge und kriegsbedingte Traumatisierungen unter der Naziherrschaft zu finden.

Während der Schulzeit hat der Patient bereits eine zweijährige tiefenpsychologische Psychotherapie durchgeführt, dadurch habe er sich etwas stabilisieren können und sein Abitur geschafft, allerdings könne er in der jetzigen Situation nicht davon zehren.

Soweit die Anamnese. In der Struktur der sieben Schritte zur Selbstwerdung lässt sich das Geschehen folgendermaßen beschreiben:

1. *Sich schützen und sich selbst versuchen zu fassen zu bekommen* macht der Patient dadurch, dass er viel im Bett ist, «die Decke über den Kopf zieht», sich abschirmt und sich sozial zurückzieht. Nehmen wir dies nicht als Krankheitssymptom, sondern als Schritt zur Heilung[41], so muss dieser junge Mensch in seinem Inneren sehr verletzt und wund sein dadurch, dass ihm die selbstvernichtenden

Gedanken einen freien Schritt in seine berufliche und persönliche Zukunft verwehren. Unter diesem Gesichtspunkt kann ich ihm den Rückzug «erlauben», so wie es für einen traumatisierten Menschen als erste Regel gilt: «Täterkontakt meiden», oder es bei einem Burn-out-Patienten einer längeren Krankschreibung, oder für einen Menschen mit einer Schizophrenie-Spektrum-Erkrankung und der damit verbundenen erhöhten Vulnerabilität einer Einschränkung der täglichen Arbeitszeit und überschaubarer guter Arbeitsbedingungen bedarf. Falls dieser «Schutzkreis» nicht anders zu schaffen ist und falls insbesondere Schlafstörungen auftreten, die einen inneren Rückzug und Erholung in den Kräften der Nacht verhindern, kann möglicherweise eine medikamentöse Behandlung oder ein Klinikaufenthalt erforderlich sein.

2. Bei diesem Patienten und der familiären Vorgeschichte ist es wichtig, die nahestehenden Menschen, in diesem Fall seine Eltern, einzubeziehen: *sich und anderen wohltun und wohltun lassen.* Glücklicherweise sind diese derzeit stabil und werden möglicherweise dadurch entlastet, dass er, der Patient, sich jetzt therapeutische Hilfe sucht. Dies bedeutet für Angehörige oft eine Befreiung aus einer ohnmächtigen Hilflosigkeit dem Krankheitsgeschehen gegenüber. Nicht nur die Angehörigen, auch das dem Patienten innerlich Zugehörige und für ihn Wichtige muss geschützt und umsorgt werden. In feiner Weise ist darauf zu achten, welche inneren Impulse im Patienten leben.

Die psychiatrische Wissenschaft kennt die «Größenideen des depressiven Menschen», dies ist im vorliegenden Fall zu beachten. Der depressive Mensch trägt möglicherweise starke Ideale in sich und gleichzeitig Ängste, diese nicht erreichen zu können. Diese Ideale im Verlauf herauszuarbeiten und einerseits zu Bewusstseinsfähigkeit, andererseits zu Verwirklichungsfähigkeit zu bringen, ist eine therapeutische Aufgabe.

3. Im Patienten ist es dunkel, so äußert er nur zeitweise eine lichtvolle Hoffnung, dass er aus seiner Misere herauskommen könne. Bei depressiven Menschen ist es eine der Hauptaufgaben des Therapeuten, die Zukunftshoffnung stellvertretend wachzuhalten und diese immer wieder dem Patienten gegenüber zu äußern, ihn zu ermutigen, an seine Zukunft zu glauben. Grundsätzlich kann bei jedem Patienten mit jeder Erkrankung an die innere Aufrichtekraft, die in jedem Menschen steckt, appelliert werden. In der Psychotraumatologie wird einerseits von der posttraumatischen Belastungsreaktion gesprochen, andererseits vom posttraumatischen Fähigkeitszuwachs. Wir müssen davon ausgehen, dass diese Lichtkraft kontinuierlich da ist, nur unserer Wahrnehmung zeitweise nicht zugänglich.

4. Die große Überbrückung oder Verbindung, so wie sie in Goethes *Märchen* dargestellt ist, kann auch übersetzt werden als: «Du musst mal auf die andere Seite gehen», also einen Blickwechsel oder einen Erkenntniswechsel oder einen Daseinswechsel vollziehen. Oft braucht die große Überbrückung therapeutische Hilfe dabei, den Blick wieder auf Stärken, Fähigkeiten und Kreativität im Selbsterleben richten zu können.

Die zweite, die kleine Überbrückung oder Verbindung besteht darin, ein Verhältnis zum Leben selbst wiederzufinden. Das kann dir, so in Goethes *Märchen*, durch einen dich liebenden anderen Menschen vermittelt werden, oder, auch das kann sein, dadurch, dass du dich mit den Kräften des Lebens und der Natur selbst wieder verbindest oder durch körperliche Aktivität deine eigene Lebendigkeit wieder wahrnimmst.

Bei dem Patienten erfolgte diese Wiederverbindung mit dem Leben durch sein Aufgreifen von sportlichen Aktivitäten, in denen er zumindest seine körperliche Lebenskraft wieder spürte.

5. Nun kommt der Bereich *einen Weg gehen, sein inneres Zentrum verlagern.* Dies ist der Zentralort der psychotherapeutischen Techniken, seien es die psychoanalytische, die tiefenpsychologische oder die verhaltenstherapeutische Vorgehensweise oder andere, die sämtlich darauf ausgelegt sind, in verschiedener Weise die «Könige der Seele» in uns: das Denken, das Fühlen und das Wollen in Erscheinung zu bringen und zu differenzieren. Der «zusammengesetzte Kloß» in uns, der vierte König in Goethes *Märchen*, der die Herrschaft beanspruchen will, wird aufgelöst. Durch diesen Vorgang tritt eine innere Befreiung ein, die dazu führt, dass das innere Dunkel, die Verknotetheit, Unklarheit, das Durcheinander geklärt und geordnet wird. Neben den genannten psychotherapeutischen Methoden ist in der Selbstschulung als innerer Weg die Tagesrückschau hilfreich, um Gedankenführung und Gedankenklarheit zu trainieren, nicht Opfer seiner Emotionen zu sein und die Kreativität und Zukunftsgerichtetheit der Willensimpulse wieder zu stärken.[42]

In diesem Übprozess befinde ich mich zum jetzigen Zeitpunkt bei dem Patienten. Falls dieser Prozess glückt, führt er zum «inneren Auftauchen aus der Versenkung», sich wieder innerlich «im Fluss» fühlen, im Fluss der Wärme, der Liebe und des prozesshaften Entwicklungserlebens.

6. Der nächste Schritt, also nicht nur Erkennender und Wahrnehmender, sondern auch *Führer des Denkens, Fühlens und Wollens* zu sein, kann insbesondere durch die «six steps in self-development», die sogenannten Nebenübungen Rudolf Steiners, gefördert werden.[43] Sie bestehen im Training der Gedankenführung, Training der Initiativkraft, Training der emotionalen Ausgeglichenheit, Training der Positivität im Denken und Training der inneren Unbefangenheit, der gedanklichen und emotionalen Freiheit, sich auf Situationen einzulassen.

7. Zum Führen dieser seelischen Kräfte braucht es dauerhafte Krafterzeugung durch Zugang zum Bereich der «Liebe». Im psychotherapeutischen Prozess heißt dies eine Wiederverbindung mit der «allgemeinen Menschenliebe» und der «allgemeinen Weltliebe», also das Erleben von Verbundenheit mit den kreativen und schöpferischen Kräften. Goethe im *Märchen*: «Die Liebe herrscht nicht, aber sie bildet, und das ist mehr», an anderer Stelle: «Lieben belebt.»

Es ist meine Aufgabe als Therapeut, diese Liebesfähigkeit, dies ist auch in der dargestellten Kasuistik so, dem Patienten als Vorschuss entgegenzubringen, ich muss «an ihn glauben», an seine Zukunftsfähigkeit, und ich muss seine ihm allein eigenen Qualitäten in den Blick bekommen.

Bei dem Patienten war seine Fähigkeit zum präzisen sprachlichen Ausdruck «das Besondere». Dieses Besondere bei jedem Menschen wahrzunehmen ist ein guter Zugangsweg zu den in ihm lebenden Schöpferkräften. Es ist oft, so zeigt die Erfahrung, ein langer Weg, den Patienten selbst zur Liebeserkenntnis seiner eigenen Fähigkeiten zu bringen, sich selbst gegenüber «Liebender» zu sein beziehungsweise wieder zu werden.

Ein entscheidender Moment im Therapieverlauf war, als ich ihm sagte: «Ich bin beeindruckt von Ihren sprachlichen Fähigkeiten.» Da leuchteten seine bislang matten Augen auf und er eröffnete mir seine beruflichen Lebenspläne.

Freude wiederfinden (Fallbeispiel)

Ein ärztlicher Kollege, fünfundvierzig Jahre, der sich vor Kurzem in einer Praxisgemeinschaft niedergelassen hatte, kam aufgrund von Erschöpfungszuständen, Schlafstörungen und starken Stimmungsschwankungen in meine Sprechstunde. Er berichtete zum einen, dass ihm der hohe Arbeitsdruck der ambulanten Tätigkeit, die große Anzahl der zu behandelnden Patienten und deren hohe Erwartungen, die gleichzeitig zu bewältigende Verwaltungsarbeit und der ökonomische Druck zu schaffen mache. Zum anderen führe die hohe Arbeitsbelastung zu familiären Spannungen, da er zehn bis zwölf Stunden täglich arbeite. Auch am Wochenende müsse er sich samstags noch mit Dokumentation und Berichteschreiben beschäftigen, wobei er doch gleichzeitig ein fürsorgender und präsenter Vater für seine Kinder, ein gutgelaunter und aktiver Ehemann für seine Frau und ein braver Sohn für seine betagte Mutter, die, verwitwet, er einmal pro Woche besuchen solle, sein will.

Dies ist eine häufige Konstellation, die sich bei niedergelassenen Ärzten findet, ich habe mehrere in Behandlung. Sicher trifft diese Konstellation auch für andere Berufsgruppen zu, die burnoutgefährdet sind, wie Lehrer oder leitende Angestellte. Symptome des Burn-out-Syndroms können beispielsweise sein: Übelkeit, Bauchschmerzen, Schwindel, Kopfschmerzen, Muskelverspannungen, Gleichgewichtsstörungen, Schlafstörungen, Erektionsprobleme, Libidoverlust, erhöhte Anfälligkeit für Infekte, Herzprobleme, innere Unruhe, Herzklopfen, Depressionen, Insuffizienzgefühle, Apathie, Interessenverlust, Gereiztheit, Angstzustände und Panikattacken, Unzufriedenheit mit sich selbst und der eigenen Arbeit.

Die sieben Schritte des Selbstwerdens bieten für ein therapeutisches Vorgehen in diesen Konstellationen ein gutes Konzept.

Zum Ersten geht es darum, Selbstfürsorge in Form von Abgrenzung und Rückzug zu trainieren. Als Psychiater lernt man, dass es wichtig ist, abends beim Verlassen der Praxis die Eingangstür in bewusster Weise zuzuschließen und den Schlüssel im Schloss mit dem Gedanken umzudrehen: Ihr ganzen Probleme und Geschichten, ihr bleibt jetzt hier drin und es ist Ruhe im Karton, keinen Unfug machen, ich komme ja morgen wieder, und dann geht es weiter – aber bis dahin ist Pause.

Bei diesem Patienten war es wichtig, ihn zu ermutigen, sich Zeiten des Rückzugs im familiären Bereich zu erlauben und nicht nach einer anstrengenden Praxistätigkeit direkt in eine unter Umständen ebenfalls sehr anstrengende Familiensituation einzutauchen.

Auch ein nur Minuten dauerndes inneres Ruhigwerden zu trainieren, vergleichbar einem «Powernap», einem kleinen Nickerchen, kann wieder neue Energien und Freudefähigkeit erwecken.

Dieser zweite Schritt, etwas zu finden, was Freude macht und Kraft gibt, sei es eine körperliche Tätigkeit, wie zum Beispiel joggen gehen oder das Pflegen von musikalischen oder künstlerischen Aktivitäten bis hin zur Entdeckung von Yoga oder Singen im Chor, ist wesentlich für den Burn-out-Betroffenen.

Zum Dritten braucht es eine Pflege des positiven Denkens und der Zuversicht: Ich kann es schaffen, ich bin in der Lage, die Belastungen zu bewältigen. Es ist auf jeden Fall einem «Katastrophendenken» entgegenzuwirken, dem «Auftürmen von Bergen von Arbeit», die nicht mehr zu bewältigen sind. Hier hat sich auch die Entwicklung der Pflege eines Denkens und der Vorgehensweise «ein Schritt nach dem anderen» bewährt, die in der Tagesrückschauübung trainiert werden kann.

Für den vierten Schritt – die Schlange in Goethes *Märchen*: «Ich opfere mich, bevor ich geopfert werde» – ist es erforderlich, die möglicherweise überhöhten Ideale – der Arzt, der immer für seine Patienten jederzeit bereit ist; der Familienvater, der alles für seine Kinder tut; der Ehemann, der immer gut gelaunt ist; der für seine verwitwete, alte Mutter immer treusorgende Sohn – zu überprüfen und aus einer Idealwelt in eine Realwelt zu kommen, seine Grenzen zu spüren und aus dieser Realitätsberührung oder Authentizität neue Kräfte von innen heraus zu schöpfen.

Im fünften Schritt: klären, ordnen und erfassen der eigenen Gedanken, der typischen Gefühle und der Handlungsweisen, geht es im Rahmen der Selbstreflexion oder der gemeinsamen Reflexion im psychotherapeutischen Prozess um das Erkennen der Prägungen von außen. Für diese Doppelgängerwirksamkeiten: «Ich bin so, wie ich eigentlich nicht sein will», gibt es in der psychologischen Literatur verschiedene Bezeichnungen: das «andere Selbst», «niederes Selbst», «Schatten» oder auch «Doppelgänger». Dies umfasst die Eigenschaften, die im Unbewussten des Menschen Zweifel, Hassgefühle und Ängste hervorrufen, aber auch Wünsche, Neigungen und Begierden, die man sich bei vollem Bewusstsein nie eingestehen würde, die aber doch real vorhanden sind. Beim Doppelgänger handelt es sich um den Schattenwurf der eigenen Ich-Entwicklung, um die Realität des Bösen in uns. Der Doppelgänger ist die Seite unserer Natur, die wir noch nicht durch Arbeit an uns selbst «vermenschlicht» haben. Beispiele für Doppelgänger-Projektionen: die Neigung, bestimmte Menschen in ihrem Verhalten besonders stark zu kritisieren, ohne sich bewusst zu sein, dass man sie im Grunde beneidet. Man ist argwöhnisch und ängstlich, wittert überall berechtigte Gründe für Misstrauen; man meint, die anderen hätten Schlechtes im Sinn oder seien nicht zuverlässig oder führten etwas Ungutes im Schilde. Auch gibt es Menschen mit einem Mangel an sozialer Wahrnehmungsfähigkeit, dieser Mangel wird aber ausschließlich bei anderen bemerkt, kritisiert und besprochen. Es ist oft zu erleben, dass Menschen, die besonders viel und gerne über das soziale Miteinander reden, selber auf diesem Gebiet erstaunlich unfähig sind. Man projiziert seinen Doppelgänger so lange auf andere, bis man die Kraft hat, tiefe Selbsterkenntnis zu üben und bewusst an diesen Eigenschaften zu arbeiten und sich weiterzuentwickeln.[44]

Diese Erkenntnisarbeit ist der Kernpunkt der üblicherweise angewandten psychotherapeutischen Verfahren und führt, falls sie gelingt, zu einer Befreiung und Öffnung des inneren Seelenraumes.

Dadurch wird der sechste Schritt: «sich selbst führen lernen» möglich, die Wiedererlangung der inneren Souveränität.

Der letzte Schritt, der siebente, ist das Wiedererlangen der Liebesfähigkeit. Dies bedeutet bei Burn-out-Erkrankten in therapeutischen oder pädagogischen Berufen das Wiederfinden der Liebe zur Arbeit und zum Beruf, bei Ärzten das Wiedererlangen der Liebe zum Patienten als leidenden Menschen.

Bedingungsloses Grundvertrauen (Fallbeispiel)

Eine dreiundvierzigjährige Patientin kommt in meine Sprechstunde. Sie war zuvor notfallmäßig in der Ambulanz eines Allgemeinkrankenhauses aufgrund einer Alkoholintoxikation behandelt worden, hatte auch schon mehrfach Alkohol-Entgiftungen in der zuständigen psychiatrischen Klinik durchgeführt. Sie ist Mutter einer zweijährigen Tochter aus zweiter Ehe und einer zehnjährigen Tochter aus erster Ehe. Sie ist beruflich erfolgreich in der Produktpräsentation, legt Wert auf ein perfektes Äußeres, ist geschmackvoll und dezent gekleidet, gut frisiert und geschminkt, sehr angenehm und zuvorkommend im Umgang. Sie berichtet über ihre Schwierigkeiten, erweckt dabei den Eindruck, sie habe alles im Griff und komme zurecht, sie brauche keine Hilfe, am besten sei, wenn sie wieder arbeiten gehe, dadurch bekomme sie am meisten Bestätigung. Sie sei «die Beste» in ihrer beruflichen Sparte, sehr erfolgreich und geschätzt. Erst als ich nach dieser beeindruckenden Selbstdarstellung, beim Versuch, mich in ihre innere Welt einzufühlen, lange schwieg, fügte sie hinzu, sie sei ein extrem fein wahrnehmender Mensch, was häufig bei Patienten oder insbesondere bei Patientinnen der Fall ist, die in der Kindheit missbraucht wurden – wie es sich hier später auch zeigte. Sie ergänzte: «Wissen Sie, bei mir läuft die Wahrnehmung auf allen Kanälen so wie eine achtspurige Autobahn, dauernd gehen Hunderte Eindrücke durch mich gleichzeitig hindurch. Ich checke alles ab, mein inneres Spannungslevel ist dadurch immer am oberen Anschlag, und manchmal bricht dieses ganze System zusammen.»

Die sieben Schritte der Selbstkonstituierung können bei dieser Patientin als diagnostische Hilfe angewendet werden.

Den ersten Schritt – «sich umfassen, abgrenzen» – führt sie durch Alkohol und teilweise durch Drogen durch, im Drogenjargon heißt der Zustand des Rausches: «Ich bin dicht.»

«Sich wohlfühlen, es sich gut gehen lassen», der zweite Schritt, ist nicht in Entspannung möglich, sondern fast ausschließlich in extremer Arbeit und darin, den perfekten Erfolg haben zu wollen: «Ich bin die Beste.» Dies kann verschiedene Formen annehmen, bis hin zu Promiskuität.

Der dritte Schritt – «Hoffnung und Zuversicht bekommen und erhalten» – wird durch die Rauschmittel verdreht in die illusionäre Verkennung: «Ich habe alles im Griff.»

Der Schritt: «Überbrückung der Kluft zwischen Idealität und Realität», Schritt vier, wird durch Alkohol und Drogen behindert und bleibt beim Gedanken stehen: «weitermachen wie bisher, bloß keine Therapie, das bringt alles durcheinander».

Der fünfte Schritt – Selbsterkenntnis – bleibt in reiner Intellektualiät und Gedankenspielen stecken, führt nicht zu einer Veränderung des inneren Erlebens, Fühlens und Handelns. Das innere Zentrum bleibt verhaftet in Trieben und Impulsen einerseits, andererseits in intellektueller Klugheit, kommt aber nicht in die ausgleichende Mitte des Herzens.

Der sechste Schritt – «Führung über sich selbst erlangen» – ist bei Suchterkrankungen häufig eine Pseudoführung: «Ich kann es alleine schaffen», in Verkennung der bereits durch das Rauschmittel übernommenen Führung über Denken, Fühlen und Wollen.

Der siebte Schritt – «Liebender werden» – ist ein riesiger Sehnsuchtsbereich, weil gerade die Erfahrung von Liebe und Geliebtwerden im allgemeinen Sinne, aber auch im partnerschaftlichen Sinne, bei Menschen, die sich durch Missbrauch jeglicher Art in Kindheit und Jugendzeit selbst verloren haben, eine «terra incognita» ist, ein unbekannter Kontinent, nicht oder kaum zugänglich.

Bei der Patientin wird sich im Weiteren zeigen, ob es gerade über diese Brücke der allgemeinen Menschenliebe gelingt, Verbindung zu den heilenden Ich-Kräften aufzunehmen. Es ist eine Aufgabe und Herausforderung, Menschen, die durch Suchtmittelgebrauch so «weggetreten» sind, nicht mit Kälte und Ablehnung zu begegnen, sondern eine Beziehung zu dem verschütteten und verschobenen Keim ihres Inneren, ihres Ich, aufzunehmen und diesen Keim beharrlich und beständig zu pflegen, die Höhen der Idealisierung und die Tiefen der Abwertung, das «Sich-selbst-ins-Licht-und-andere-in-den-Schatten-stellen-Wollen» auszuhalten und aus der eigenen Mitte heraus dem inneren Menschen zu begegnen.

Die sieben Schritte der Selbstkonstituierung sind in dieser Situation ein guter therapeutischer Wegweiser. Sie beinhalten:

- die Suche nach Formen des Abgrenzens, ohne sich durch Drogen wegzuschießen oder durch Alkohol wegzusaufen,
- das Erüben des Sich-wohlgehen-lassen-Könnens aus sich und mit sich selbst,
- des Erlernen von Wegen zur inneren Ruhe – oft extrem schwierig,
- die Kraft, Hoffnung nicht auf Illusionen aufzubauen, sondern in klarer und ruhiger Sicht auf die Wirklichkeit, die oft bereits katastrophal erscheint,
- den überhöhten inneren Selbstanspruch, der aus einem Vernichtungs- und Ohnmachtserlebnis entsteht, zu reduzieren auf ein «normales Menschsein» und diese Selbsterkenntnis emotional und intentional, nicht nur kognitiv werden zu lassen,
- die Schwierigkeiten in der Führung seiner selbst sich selbst einzugestehen und Hilfe annehmen zu können; dies ist Teil

des Konzepts, wie es in Selbsthilfegruppen von beispielsweise «Freundeskreis» oder bei den «Anonymen Alkoholikern» gepflegt wird,

- die größte Herausforderung ist für den Patienten, sich selbst zu lieben und zu achten, und auch für den Therapeuten, den Patienten in seiner unter Umständen abgründigen Suchterkrankung respektvoll zu begegnen. Respekt ist mehr als Toleranz, so Goethe: «Toleranz sollte eigentlich nur eine vorübergehende Gesinnung sein: Sie muss zur Anerkennung führen. Dulden heißt beleidigen.»[45] Allerdings, das ist oft die große Schwierigkeit, kann das nur gelingen, wenn Alkohol und Rauschmittel nicht zu stark und zu oft das Ich des Menschen in seiner Ich-Anwesenheit stören und verhindern. Rausch ist eine durch Rauschmittel willentlich herbeigeführte Form der Dissoziation, ein Abhauen aus der so erlebten Schrecklichkeit der Welt und der Menschen.

Die Selbstwerdungstherapie zeigt die Gesamtgestalt eines therapeutischen Prozesses, gibt Orientierung für Patient und Therapeut. Sie ist kein Ersatz für alle anderen bewährten therapeutischen Vorgehensweisen und Methoden der psychotherapeutischen, körpertherapeutischen oder soziotherapeutischen Verfahren. Sie führt aber zu einer anderen Gesamtschau auf die seelische Entwicklung. Gerade bei Menschen mit Suchterkrankungen kann das Aufzeigen dieser Struktur eines Einswerdens mit sich selbst die Wahrnehmung seines Selbst und die Möglichkeiten zu seiner Stärkung und Entwicklung fördern.

Hell werden (Fallbeispiel)

Eine fünfunddreißigjährige Mutter von drei Kindern kam in meine Sprechstunde, nachdem eines der Kinder, das als Pflegekind bei ihr lebte, die Adoption stand kurz bevor, durch das aus der Garageneinfahrt rückwärts rollende Auto ihres Stiefvaters überfahren und tödlich verletzt worden war.

Dieses Geschehen war beim Erstgespräch etwa ein Jahr zurückliegend, sie hatte sich in dem ersten Jahr nach dem Unglück sehr zurückgezogen, konnte Angebote für therapeutische Hilfe nicht wahrnehmen. Das Geschehen war zu schrecklich, als dass sie hätte darüber sprechen können. Ihre anderen Kinder hatte sie seitdem so gut es ging zu Hause eingeschlossen aus Angst, dass ihnen auch etwas Schlimmes passieren könnte.

Am Anfang der Gespräche zeigte sich, dass die Patientin einerseits durch den tödlichen Unfall des Kindes – sie war in unmittelbarer Nähe des Geschehens gewesen – traumatisiert war. Andererseits erlebte sie, dass ihre in der Nachbarschaft lebende Familie – Mutter, Stiefvater, Großmutter und Geschwister, ausgenommen hiervon ihr Mann, der voll auf ihrer Seite stand – das verunglückte Pflegekind als nicht vollwertiges Mitglied der Familie betrachtete und deshalb sein Tod von diesen als emotional nicht so gravierend erlebt wurde, wohingegen die Patientin das verunglückte Kind wie ihre leiblichen Kinder in ihr Herz geschlossen hatte. Da sie mit ihrer weiteren Familie räumlich und emotional eng zusammenlebte, wirkte diese Haltung der «verminderten Trauerberechtigung» sehr kränkend auf sie.

Im therapeutischen Prozess brauchte es ein knappes Jahr, bis sie in der Lage war, sich deutlich, angemessen, ruhig und klar gegen diese Haltung ihrer Angehörigen abzugrenzen, um nicht bei jeder Begegnung einen emotionalen Zusammenbruch zu erleiden.

Äußerer Ausdruck dieses Zu-sich-Kommens und Sich-schützen-Könnens war, dass sie zusammen mit ihrem Mann einen Zaun auf dem gemeinsam mit der restlichen Familie bewohnten Grundstück zog, der sowohl den Garten als auch den Bereich der eigenen Kinder abgrenzte. Nachdem dieser Schritt getan war (Schritt eins: «sich umfassen und umfasst werden»), konnte sie ihre seelische Stabilität in der beschriebenen Gesamtkonstellation besser aufrechterhalten.

Zuvor hatte sie bereits im therapeutischen Prozess stark an Schritt zwei («sich wohltun und sich wohltun lassen») gearbeitet. Im ersten Jahr ihrer Trauer hatte die Patientin sehr stark an Gewicht zugenommen, sie begann nun wieder, auf ihre Ernährung zu achten und an einem Programm zur Gewichtsreduktion teilzunehmen. Auch legte sie wieder mehr Wert auf ihre Kleidung und ihr Äußeres.

Schritt drei («sich erhellen und erhellt werden») gelang ebenfalls erst nach einer geraumen Zeit der Behandlung, und zwar «zufällig» dadurch, dass die Patientin mit viel Glück ein Wochenendgrundstück erwerben konnte, dessen Umgestaltung und Bewohnbarmachung ein neues Ziel für sie, ihren Mann und die Kinder darstellte, was einen neuen, kreativen und zukunftsorientierten Impuls in die Familie brachte, die bis dahin fast zwei Jahre in Trauer erstarrt war.

Schritt vier («überbrücken, sich verbinden und verbunden werden») bestand in der Veränderung ihres Selbstbilds. Sie gab auf, es immer allen recht machen zu wollen, und nahm dafür in Kauf, nicht mehr «von allen geliebt zu werden», was als unbewusste Erwartungshaltung in ihr lebte.

Der Hauptpunkt im therapeutischen Prozess (Schritt fünf: «einen Weg gehen, spirituelles Zentrum verlagern») bestand in der Wiedererlangung der Reflexionsfähigkeit über ihr Denken, über ihr emotionales Verhalten und über Handlungsverhalten. Sie konnte sich ihr Seelenleben zunehmend vor Augen führen und es mit Abstand betrachten lernen. Dies befreite sie aus den vorher unbewussten emotionalen Fesselungen im Rahmen ihrer Herkunftsfamilie, wodurch sie ihre innere Freiheit wiedergewinnen und die genannten Entwicklungsschritte vollziehen konnte.

Schritt sechs («sich selbst erkennen und erkannt werden») zeigte sich darin, dass sie mit ihrer bisher sehr starken Emotionalität und deren Schwankungen lernte so umzugehen, dass sie nun zumeist angemessen auf andere, auch auf ihren Mann und ihre Kinder, reagieren konnte. Durch diese wiedergewonnene Souveränität kehrten ihr Selbstbewusstsein und ihre Lebensgestaltungsfähigkeit zurück.

Schritt sieben («Liebender werden») erfolgte bei dieser Patientin durch die Verwandlung von Angst in Liebe und Vertrauen – ein zentrales Heilungsgeschehen.

Die Dichterin Hilde Domin drückt dies poetisch in ihrem Gedicht «Lied zur Ermutigung II» aus:

Lange wurdest du um die türelosen
Mauern der Stadt gejagt.
Du fliehst und streust
die verwirrten Namen der Dinge
hinter dich.
Vertrauen, dieses schwerste
A B C.
Ich mache ein kleines Zeichen
in die Luft,
unsichtbar,
wo die neue Stadt beginnt,
Jerusalem
die goldene,
aus Nichts.[46]

Die Patientin war anfangs ganz erfüllt von Angst, dass ihren anderen Kindern ebenso Schreckliches passieren könnte wie ihrem verunglückten Pflegekind. Die Verwandlung ihrer Ängste – nicht genug zu sein, nicht richtig zu sein, alles falsch gemacht zu haben, schuldig zu sein – in eine verzeihende und milde Haltung gegenüber sich selbst, öffnete ihr das Herz. Sie konnte zunehmend die schicksalshafte Familienkonstellation als eine Lebenstatsache annehmen, unter anderem dadurch, dass sich ihr Blick auf schicksalsbedingte Geschehnisse in ihrem weiteren Umfeld bei anderen Unglücksfällen öffnete.

Bei einer Therapiesitzung berichtete sie, dass ihre elfjährige Tochter zu Hause zu ihr gesagt habe: «Mama, gell, du bist jetzt wieder glücklich!»

Menschenliebe (Fallbeispiel)

Ein achtundfünfzigjähriger Patient kam in meine Sprechstunde und berichtete, dass er ein Burn-out und eine «ganz tiefe Erschöpfungssymptomatik» habe, sein innerer Boden sei «schwankend seit vielen Jahren». Auf die Frage seiner Frau, ob ihm eine Pause im Beruf helfen könne, habe er geantwortet: «Eine Pause bringt nichts, selbst eine einjährige Pause ist für mich nicht ausreichend, um wieder zu Kräften zu kommen.» Er denke über «ein Ausstiegsszenario» nach, wie er die Zeit bis zu seiner Berentung schaffen könne.

Es gehe ihm deshalb so schlecht – er arbeitet seit dreiundzwanzig Jahren an der gleichen Arbeitsstelle –, weil seine Kollegen sehr erfolgreich sind und sich gut nach außen präsentieren können, aber ihm, der zuverlässig und beständig die Alltagsarbeit tue, durch ihre Außenaktivitäten ein Großteil der Arbeitslast aufladen.

Zur Vorgeschichte berichtete er, dass er vor dreiundzwanzig Jahren eine Ehescheidung hatte, damals hätte er eine Auszeit gebraucht, um die Situation zu verarbeiten, sich dies aber nicht gestattet. Als weiteren Hintergrund seiner Problematik nannte er, dass er sich immer von seiner Mutter bedroht gefühlt habe und sie als «lebensgefährdend» erlebte. Er habe sich emotional völlig abgetrennt von ihr, was gut für ihn gewesen sei, aber einen «hohen Preis» hatte. Auf meine Frage, was er gern mache, was ihm guttue, antwortete er: «Ich kann es nicht gut, mir gutzutun, ich kann besser Sachen tun, die mir nicht guttun.» Auf die Frage nach seinen Wünschen antwortete er: «Ich will mir erlauben, Freude zu haben und aus meinen Ängsten herauszukommen.»

Entsprechend den sieben Schritten zur Selbstkonstituierung riet ich ihm zunächst, aus der Gesamtsituation herauszugehen – Schritt eins: «sich abgrenzen und sich schützen». Da er bereits seit Wochen arbeitsunfähig zu Hause war, empfahl ich eine stationäre psychotherapeutische Behandlung.

Als er nach dieser vierwöchigen Behandlung wieder zu mir kam, war er wie verwandelt. Zum einen hatte er dort erfahren, dass es ihm möglich ist, die Fürsorge und Hilfe anderer Menschen anzunehmen, es waren insbesondere die Pflegenden und Physiotherapeuten, die ihm Gespräche, Beistand und äußere physiotherapeutische Anwendungen gaben: Schritt zwei der Selbstwerdung: «sich wohltun und sich wohltun lassen».

Ein wichtiger Schritt für ihn – er beschäftigte sich mit dem Gedanken, wie er seinen Eltern die Härte und Kälte, die sie ihm zugefügt hatten, verzeihen könne – war der Entschluss: «Ich werde nur demjenigen verzeihen, der mich geliebt hat.» Wie in einer Vision im Halbschlafzustand erschien ihm in diesem Moment seine Mutter, von ihr ging ein helles Strahlen aus, und die Verachtung, die er ihr gegenüber immer empfand, schrumpfte zusammen. Stattdessen tauchte das Gesicht seines Vaters auf, aus dem die Fratze seiner Suchterkrankung blickte.

Er selbst war dadurch innerlich wie befreit und erlöst, sah seine Mutter nicht mehr wie bisher nur dunkel und seinen Vater gar nicht. Das Bild seiner Mutter war plötzlich voller Helligkeit, er empfand eine vorher bewusst nie dagewesene Liebe zu ihr. Vom Vater, sonst in seiner Erinnerung immer abwesend, war zumindest die dunkle

Maske seiner Alkoholsucht deutlich erkennbar geworden. Dieser dritte Schritt: «sich erhellen und erhellt werden» ermöglichte ihm im Weiteren eine intensive Beschäftigung mit der eigenen inneren Gefühlswelt.

Durch die während der stationären Behandlung erfolgte Kunsttherapie wurde es ihm möglich, einen Zugang zu seinen inneren kreativen Kräften zu finden und vom leistungsbetonten, zielgerichteten Tun zum freien, spielerischen Gestalten zu kommen. Überhaupt seine inneren, kreativen Kräfte wiederzuentdecken, Schritt vier der Selbstkonstituierung: «sich verbinden und verbunden werden mit sich selbst», eine Brücke zur Welt und zu anderen Menschen finden.

Er nahm sein eigenes Denken, Fühlen und Wollen und dessen bisherige Verdunkelung deutlich wahr, und diese neue Selbstwahrnehmung veränderte sein Selbstgefühl von Selbstverachtung zu Selbstbejahung – Schritt fünf: «sich bewegen und bewegt werden».

Der sechste Schritt, «sich erkennen und erkannt werden», führte ihn zur Versöhnung mit sich selbst, er konnte sich als jemand sehen, der positive Fähigkeiten hat und zur Gestaltung seines Lebens in der Lage ist.

Damit gelang er in ergreifender Weise zu Schritt sieben: «sich lieben und geliebt werden». Er äußerte dies in folgenden Worten: «Ich weiß nun, dass ich lieben kann, und lasse mir das Gegenteil nie wieder einreden. Dies gilt für die Liebe zu mir selbst und für die Liebe zu anderen Menschen, insbesondere zu den mir nahestehenden.»

Er erlebte durch diese Schritte einen nicht für möglich gehaltenen Kräftezustrom und fühlte sich durch diese veränderte und verwandelte Form seines Inneren wieder in der Lage, seinen Beruf ausüben und im Alltag bestehen zu können. Allerdings fügte er an:

«Ich muss etwas tun für meine innere Welt und komme dann passabel hin, aber ich kann mir keinen Spielraum und keinen Schlendrian erlauben, damit nachzulassen.»

Dies drückt aus, dass es, und dies gilt generell, täglicher Übung, täglichen Trainings, täglicher Pflege dieser inneren Kräfte – der inneren Aufrichtekräfte, der inneren Liebeskräfte – bedarf, um sie lebendig werden und lebenskräftig bleiben zu lassen.

Diese innere Entwicklung des Patienten in dieser kurzen Zeit war auch für mich überraschend. Es war ein anfängliches Aufleuchten dieser Entwicklungsschritte, noch kein zurückgelegter Übungsweg. Im Weiteren wird es in der Therapie darauf ankommen, die neu erworbenen Erkenntnisse weiter in das Alltagsleben «einzuarbeiten» und zu Fähigkeiten werden zu lassen.

Statt sich zu verlieren oder einzuzwängen, hat er erfahren, sich zu greifen, sich zu schützen, sich abzugrenzen.

Statt sich zu schaden und zu quälen oder nur für andere da zu sein, hat er neu erfahren, sich selbst Gutes tun zu können.

Statt innerlich in Dunkelheit, Hass, Verachtung, insbesondere gegen sich selbst, aber auch gegen andere zu sein, hat er erfahren, sein inneres Licht und die Erhellung durch andere wahrzunehmen.

Statt sich abzutrennen, zu isolieren von anderen Menschen und von der Schönheit der Welt, hat er wieder eine Verbindung zu seiner inneren kreativen Welt bekommen und die wohltuende belebende Erfahrung in der Begegnung mit anderen Menschen neu erfahren.

Statt innerer Erstarrung und äußerer mechanischer Bewegung – er hatte bisher versucht, seine innere Spannung durch «Abarbeiten von so und so vielen Kilometern auf dem Fahrrad» zu lösen – hat er Weichheit und Flow in seiner inneren und äußeren Bewegung entdeckt.

Statt in Vorurteilen gegenüber anderen oder in seinem sehr leistungsbezogenem Selbstbildnis zu leben, hat er sich in seinen eigenen Stärken und Schwächen erkannt und ist dadurch wärmer, lebendiger, energievoller und freudiger geworden, kann sich selbst wieder lieben und das Geliebtwerden von anderen erleben.

Nachbemerkung: Die sieben Schritte zur Selbstwerdung habe ich, da ich zum Zeitpunkt der Behandlung des Patienten noch in der Findungs- und Erprobungsphase dieser Schritte war, nicht als Leitlinie vorgegeben. Sie haben sich aber in der geschilderten Weise so ereignet, sodass ich Vertrauen und zunehmend Sicherheit fand, in den sieben Schritten zur Selbstwerdung aus Goethes *Märchen* tatsächlich eine Grundstruktur der seelischen Weiterentwicklung zu sehen.

Lichtkräfte wecken (Fallbeispiel)

Seit einiger Zeit behandle ich eine jetzt dreiundvierzigjährige Patientin mit rezidivierenden schweren depressiven Episoden im Rahmen ihrer stark ausgeprägten emotionalen Instabilität. Die Patientin ist bei mir zur medikamentösen psychopharmakologischen Behandlung, hat seit Langem eine kontinuierliche Psychotherapie bei einer Psychotherapeutin, war mehrfach über Monate in stationären Behandlungen in verschiedenen renommierten Kliniken mit speziellen Therapieprogrammen. Sie ist zeitweise unablässig von Suizidgedanken geplagt, sie nennt diese: «Vernichtungsgedanken». Alle Formen einer möglichen Selbsttötung habe sie bereits gedanklich durchgespielt. Immer wieder kommt es zu erheblichen tiefgreifenden Selbstverletzungen. Diese dauernde Beschäftigung mit dem eigenen Tod kommentierte sie in einem Gespräch folgendermaßen: «Mein Leben ist schon immer so existenziell, das möchte ich nicht missen.» Im gleichen Gespräch, angesprochen auf einen Anti-Suizid-Vertrag, eine Vereinbarung, bis zum nächsten vereinbarten Termin keinen Suizidversuch zu unternehmen, den sie während einer stationären Behandlung unterschrieb, antwortete sie ganz aufgebracht: «Wie soll ich denn leben, ohne mich umbringen zu können?»

Diese Aussage beschäftigte mich lange, bevor ich sie in ihrer Bedeutung erfassen konnte. Mir kam der mystische Spruch von Angelus Silesius in den Sinn: «Wer nicht stirbt, bevor er stirbt, der verdirbt.»[47] Ich konnte diesen aber erst dadurch verstehen, dass ich mich an die Lichtraumwahrnehmungen von Menschen in Nahtodsituationen erinnerte, die von vielen Menschen in Lebensgefahr oder Todesnähe beschrieben werden. Allerdings gehe ich davon aus, dass dieser Licht-Liebesraum existiert, kontinuierlich existiert, und nicht erst in dem Moment entsteht, wenn ein Mensch in Todesnähe kommt. Nicht erst dann wird dieses alles erhellende und alles durchwärmende Licht «angeknipst». Dieser Licht-Liebesraum existiert kontinuierlich, ist für uns aber – leider – nur in Extremsituationen wahrnehmbar.

Manchmal habe ich den Eindruck, dass, wenn ich morgens in den Raum zurücklausche, aus dem ich aus dem Schlaf aufgewacht bin, es mir ab und an gelingt, einen Hauch davon wahrzunehmen. Auch merke ich in einer tiefen inneren Schicht, dass sich dieser Licht-Liebesraum durch meditative Tätigkeit eröffnen lässt.

Die Existenz dieses Licht-Liebesraumes ist eine Tatsache. Allerdings weiß ich auch, dass im Alltag, durch die verschiedensten Einflüsse von außen und von innen, innere Dunkelheit entstehen kann und entsteht. Umso mehr, dies entspricht dem Schritt drei der Selbstkonstituierung: «sich erhellen und erhellt werden», ist es lebensnotwendig, innere Helligkeit, Hoffnung, Lichtblick, Zuversicht zu haben und zu erhalten.

Somit konnte ich mit der Patientin über ihre Äußerung: «Wie soll ich denn leben, ohne mich umbringen zu können?», von mir übersetzt in: «Wie soll ich leben, ohne Hoffnung zu haben?», ins Gespräch treten. Vorsichtig berührte ich die verschiedenen Ebenen unseres Ich: das Ego-Ich, dessen Wirklichkeit wir im Wach- und Bewusstseinszustand erleben, das Traum-, Schlaf- oder Möglichkeits-Ich, in dem wir im Unbewusstseinszustand des Schlafes existieren, und das Ewigkeits-Ich als überdauernde Form unseres Daseins, das sich im Bereich der Menschenbewusstseinsunmöglichkeit befindet.[48]

Der Satz der Patientin «Wie soll ich denn leben, ohne mich umbringen zu können?» gewinnt dadurch eine tiefe Bedeutung und kann in folgende Aussage übersetzt werden: «Ich muss mich tatsächlich meines Bewusstseins-Ich entledigen können, um an die tiefere Ebene meines Daseins, insbesondere in den Licht-Liebesraum zu kommen, der mich erhellt, der mich trägt, der mich stärkt und der mich vor dem Zugrundegehen im Alltagsbewusstseinsleben mit all meinen Sorgen, Selbstzweifeln, Selbstvernichtungen und Dunkelheiten schützt.»

Dies war ein erster Ansatz, mit der Patientin eine Arbeitsverbindung oder therapeutische Beziehung zu knüpfen, wodurch sie sich menschlicher und nicht nur schrecklich und abstoßend erlebte, in der Systematik der Selbstkonstituierung: «sich erkennen und erkannt werden», «sich lieben und geliebt werden». In Bezug auf die verschiedenen Therapeuten und Therapeutinnen, die sie auf ihrem Leidensweg kennengelernt hatte, hatte sie bisher oft den Eindruck: «Alle finden mich schrecklich und haben Angst vor mir.»

Es wird sicher noch ein langer Weg sein, die Patientin in Kontinuität und nicht nur punktuell zum Sich-selbst-Lieben, statt Sich-zu-Verachten, Schritt sieben, zu bringen. Immer wieder versuche ich sie zum Tun der Dinge, die ihr zumindest einen Hauch von Wohlbefinden geben, anzuregen und zu ermutigen – Schritt zwei der Selbstwerdung. Wie die Fähigkeit zum Sich-Abgrenzen und einen geschützten Innenraum zu bilden und zu bewahren, Schritt eins, erfolgen kann, ist noch unklar, zu sehr ist sie bedroht von den Vernichtungskräften, die in der Welt leben. Auch der Schritt zum Sichverbinden-und-verbunden-Werden, Schritt vier, ist noch nicht getan, zu sehr lebt sie durch ihre krankheitsbedingte Berentung isoliert und allein, hat letztlich nur während der Klinikaufenthalte und in den therapeutischen Beziehungen Kontakt zu anderen Menschen.

Aus der zunächst irritierenden und paradox wirkenden Äußerung der Patientin: «Wie soll ich denn leben, ohne mich selbst umbringen zu können?», erfasst in ihrem tiefen Bedeutungsgehalt, kann möglicherweise die Fähigkeit zum Sich-Erkennen und Erkannt-Werden, Schritt sechs, entstehen.

Auch diese Patientin, sie ist nicht die Einzige, die unter einer schweren psychischen Symptomatik leidet, fragte mich: «Glauben Sie, dass ich gesund werden kann?» – Meine Antwort auf diese Frage ist ein überzeugtes «Ja!». – Sie spürte, dass mein Ja nicht beschwichtigend oder falsch ist, sondern aus der tiefen Gewissheit der Kraft, der Macht und dem Wissen um den Daseinszustand in uns stammt, aus dem heraus Heilung und Gesundung immer möglich ist – unserem Ich.[49]

Ich muss einschränkend hinzufügen, dass nicht alles Menschenunmögliche möglich ist, Wunder sind selten, und dass auch nicht alles Mögliche Wirklichkeit werden kann. Und: Um sich zu entwickeln, braucht es Zeit und Geduld, wie bei Rainer Maria Rilke zu lesen ist:

Ich lebe mein Leben in wachsenden Ringen,
die sich über die Dinge ziehn.
Ich werde den letzten vielleicht nicht vollbringen,
aber versuchen will ich ihn.

Ich kreise um Gott, um den uralten Turm,
und ich kreise jahrtausendelang;
und ich weiß noch nicht: bin ich ein Falke, ein Sturm
oder ein großer Gesang.[50]

Gesamtgestalt im Kleinen und im Großen

Die aus dem Entwicklungsweg des Jünglings, des Menschen in Goethes *Märchen*, vom Zeitpunkt seines Zusammenbruchs bis zu seiner Wiedererstehung abgelesenen sieben Schritte können auf den therapeutischen Prozess in einer psychiatrischen und psychotherapeutischen Behandlung übertragen werden.

Zum einen können sie die Gesamtgestalt einer vollständigen psychotherapeutischen Behandlung darstellen als Metaebene. Sie können aber auch in jeder psychotherapeutischen Sitzung, jeder psychotherapeutischen Begegnung sich verwirklichen.

Im Kleinen

Jede psychotherapeutische Behandlung beginnt damit, dass der Patient in einen Raum kommt, einen geschützten Raum. In diesem Raum soll der Patient sich wohlfühlen können und in der Lage sein, sich auszusprechen, zu weinen und zu lachen.

Als Therapeut muss ich durch innere Selbstschulung und tägliches Achten auf meine Liebeskräfte eine innere Grundhaltung des Vertrauens in den Patienten anwesend sein lassen, Vertrauen darauf, dass dieser sich auf dem ihm eigenen Entwicklungsweg befindet, der noch nicht sichtbar ist, aus dem trotzdem unbedingte Hoffnung geschöpft werden kann.

Vom Patienten wird dieser Entwicklungsprozess verlangen, sich innerlich zu bewegen und etwas von dem, was er bisher war, aufzugeben, zu opfern und zu verwandeln.

Die therapeutische Arbeit in jedem Gespräch besteht im gemeinsamen Erkennen von Denkstrukturen, emotionalen Mustern und eingefahrenen Behandlungsabläufen. Wenn diese Erkenntnis gelingt, kann eine innere Befreiung erfolgen, die die Position des endogenen Zentrums, das Selbsterleben, verändert. Dieses ist der Kern eines psychotherapeutischen Heilungsgeschehens, hierbei kommen die verschiedenen therapeutischen Verfahren zur Anwendung.

Beim nächsten Schritt geht es nicht nur um die Erkenntnis als kognitive Leistung «im Kopf», sondern diese Einsicht muss wirksam werden im Fühlen und im Wollen, es ist die Arbeit an der Differenzierung und dem Zusammenführen der Seelenfähigkeiten.

Der umfassendste Schritt ist die Entwicklung der Liebesfähigkeit, sowohl die Liebe zu sich selbst als auch Liebe zu anderen Menschen und zur Welt.

Auf alle diese Prozesse kann im Rahmen einer einzelnen psychotherapeutischen Begegnung geachtet werden, differenzierend, welche dieser genannten Prozesse bereits erfolgen oder schon erfolgt sind und welche Prozesse noch nicht oder zu schwach stattfinden.

Im Großen

Die sieben Schritte lassen sich auch auf das Gesamtgeschehen einer psychotherapeutischen Behandlung übertragen als Metaebene des Entwicklungsweges. Die Struktur dieser Selbstkonstituierung gibt Orientierung und erzeugt Aufmerksamkeit auf die Fragen:

- Ist der Patient geschützt und in Sicherheit, braucht er eine Krankschreibung, einen stationären Aufenthalt, eine Herauslösung aus dem sozialen Umfeld, eine Vermeidung von Täterkontakt?

- Ist der Patient versorgt, kann er es schaffen, sich wohlzufühlen, und gibt es Menschen, die helfen, dass er sich wohlfühlen und aus innerer Erstarrung herauslösen kann?

- Kann er Zuversicht und Hoffnung für sein Leben wiederfinden und bewahren, kann er aus sich selbst heraus oder durch Beistand anderer zum Lichtblick kommen?

- Ist er in der Lage, sich weiterzubewegen und sich zu verwandeln, ist er in der Lage, bisherige Sicherheiten aufzugeben und Neues anzugehen?

- Kann er, mit Unterstützung durch Anwendung psychotherapeutischer Methoden, sein Denken, Fühlen und Wollen, einschließlich des dem Denken vorausgehenden Wahrnehmens und einschließlich des dem Wollen folgenden Handelns, seine inneren und äußeren Lebensstrukturen erkennen, klären und ordnen? Kann er zum Bewusstsein seines Selbst aufsteigen und einen freieren Zustand seiner inneren Welt erreichen?

- Kann er sein Denken, Fühlen und Wollen meistern und durch innere Klarheit unabhängig und frei werden?

- Kann er den großen Schritt schaffen und mit Frieden und Milde auf sich und andere blicken, sich liebend die eigenen Fehler und auch anderen die ihrigen verzeihen?

Auf diesem therapeutischen Weg, besonders im Bereich des Schrittes, der mit Verlagerung und Befreiung der inneren Vorstellungswelt verbunden ist, können verschiedene psychotherapeutische Verfahren zur Anwendung kommen wie Psychoanalyse, Tiefenpsychologie, Verhaltenstherapie, Gestalttherapie, Familientherapie, systemische Therapie, Logotherapie, klientenzentrierte Gesprächstherapie, Schematherapie, EMDR und andere. Denn die Gesamtgestalt der dargestellten Vorgehensweise der Selbstwerdung ersetzt nicht die bewährten psychotherapeutischen Behandlungstechniken, sie erfasst jedoch den inneren Entwicklungsprozess als Ganzes und ordnet die einzelnen Therapieverfahren auf ihren Platz in einem Gesamtgeschehen der seelischen Weiterentwicklung ein.

Diese genannten sieben Bereiche sind bei jedem Menschen in unterschiedlichem Maße gekränkt oder verschüttet und können in einem individuellen Entwicklungs- oder in einem individuellen Gesundungsweg freigelegt werden.

Das wesentliche Element dieser Selbstwerdung ist die Tätigkeit des Ich, das in Differenzierung zu Leib und Seele erkannt wird, diese beiden gestaltend und führend.

In der praktischen Anwendung, in der Wirklichkeit meiner täglichen psychiatrisch-psychotherapeutischen Arbeit hat sich diese Struktur des Vorgehens im Rahmen der Selbstwerdung des Ich als hilfreich erwiesen – für mich als Therapeuten und für mein Verständnis der Krankheitssituation des Patienten sowie seiner Verortung auf einem Entwicklungs- oder Gesundungsweg.

Für denjenigen, der sich selbst weiterentwickeln will oder Beistand sucht bei der Weiterentwicklung aus Krankheitseinschränkung heraus, bietet dieses Konzept Orientierung über den eigenen Zustand und den noch zu gehenden Weg. Dadurch wird der Impuls zur Gesundung in einen Gesamtzusammenhang gestellt, dessen Erkenntnis klärend und befreiend wirkt.

4 SIEBENHEIT IM KOSMOS

Entwicklungsschritte, Planetenkräfte, Metallwirksamkeiten

Aus Goethes *Märchen* können sieben Etappen herausgearbeitet werden, die es braucht, um einen – innerlich, seelisch – Nahtoten zum neuen Menschen als «Königin oder König seiner selbst» zu machen. Das habe ich im Einzelnen dargestellt. Ich will aber noch weitergehen und gedanklich der Richtung dieser sieben Schritte weiterfolgen.

Im Nachgespräch nach einem Treffen der Arbeitsgruppe zur anthroposophischen Psychotherapie, bei der ich meine Überlegungen darstellte, gab mir Eduard Helmert[51] den Hinweis, den Schritt von den sieben Stufen der Selbstwerdung zu den sieben Planetenkräften zu wagen. Die Zahl 7 ist die Zahl der Entwicklung und Verwandlung.[52]

Diese Anregung griff ich auf und kam in das weite Feld der makrokosmischen Gestaltungskräfte. Ich stieß auf Theophrastus von Hohenheim, genannt Paracelsus (1493–1541), der auffordert, Verständnis von Krankheiten und ihrer richtigen Behandlung einerseits aus empirischen Befunden und andererseits aus der Betrachtung des Großen und Ganzen zu gewinnen – Makrokosmos und Mikrokosmos: «Denn der Mensch kann nur vom Makrokosmos aus erfasst werden, nicht aus sich selbst heraus. Erst das Wissen um diese Übereinstimmung vollendet den Arzt.»[53]

Die Lehre der Wirksamkeit kosmischer Kräfte stammt aus früheren Anschauungen der Zusammenhänge zwischen Mensch und Kosmos. Diese kosmischen Kräfte gehen vom sogenannten Tierkreis aus, der Folge von zwölf Sternbildern auf einem Kreis, den die Sonne in ihrem Jahreslauf scheinbar um die Erde zieht, und der Siebenheit der die Erde unmittelbar umgebenden sieben Himmelskörper, in alter Terminologie sämtlich als Planeten bezeichnet.

In unserer naturwissenschaftlichen Medizin sind diese Zusammenhänge derzeit nicht von Belang, der Mensch und seine Erkrankung wird «von unten», also vom Stofflichen, Biochemischen, Physiologischen her vollständig, so erscheint es, verstanden. Die positiv gestaltenden Energien, die aus dem Kosmos, «von oben», kommen, spielen hierbei keine Rolle. Am ehesten wird im Negativbereich die Bedeutung elektromagnetischer Wellen, Elektrosmog oder die sogenannte Handystrahlung diskutiert, ein wissenschaftlicher Randbereich. Bei Forschungen, die allerdings umstritten sind, ergaben sich Hinweise auf eine mögliche Beeinflussung von körperlichen und seelischen Vorgängen durch elektromagnetische Wellen. Hier befinden wir uns aber immer noch in der horizontalen irdischen Ebene, kosmische Einflüsse sind damit noch nicht erfasst. Die Erfordernis des Verstehens des Menschen «von oben», also aus der Wirksamkeit von kosmischen Einflüssen, ist nicht gegeben, zumindest vorläufig.

Die Strahlung, die von Himmelskörpern ausgeht, wie es auch die Planeten sind, nehmen wir durch Beobachtung ihres Lichtes als allgemeine elektromagnetische Strahlung wahr. Das machen wir auch, wenn wir in den nächtlichen Sternenhimmel blicken und zum Beispiel den Mond oder die Venus mit ihrem Lichtleuchten sehen. Andere Arten von Strahlung wie die kosmische Partikelstrahlung, Neutrinos und Gravitationswellen sind nur durch High-Tech-Instrumente der Astrophysik messbar. Jedenfalls ist eines klar: Von Himmelskörpern geht nicht nichts aus, sondern Energiefelder. Ob diese eine morphogenetische Wirkung mit Substanz- und Strukturbildung bei Pflanzen, Tieren und Menschen erzeugen, ist zumindest eine naturwissenschaftliche Frage, die untersucht und diskutiert werden kann.[54]

Im Bereich der Geisteswissenschaft gilt die Wirksamkeit von kosmischen und spirituellen Einflüssen als sicher, natürlich auch für Goethe. In seinem «Urworte, Orphisch» lautet die erste Strophe:

ΔΑΙΜΩΝ, Dämon

Wie an dem Tag, der dich der Welt verliehen,
Die Sonne stand zum Gruße der Planeten,
Bist alsobald und fort und fort gediehen
Nach dem Gesetz, wonach du angetreten.
So musst du sein, dir kannst du nicht entfliehen,
So sagten schon Sibyllen, so Propheten;
Und keine Zeit und keine Macht zerstückelt
Geprägte Form, die lebend sich entwickelt.[55]

Diese Prägung durch die Sonnen-Planeten-Konstellation im Geburtsmoment, von der Goethes Gedicht spricht, ist auch ein Element in der Astrologie und im Horoskop[56]. Hier hat jedoch der Tierkreis mit seinen Bildern eine größere Bedeutung. In der Paracelsus-Medizin liegt die Betonung auf den Planeten – wie bei Goethe.

Glücklicherweise sind wir Menschen nicht gnadenlos und unentfliehbar durch den Tag oder die Stunde unserer Geburt festgelegt, neben dieser makrokosmischen Grundprägung nennt Goethe in den Urworten weitere: Zufall, Liebe, Nötigung und: – Hoffnung.

Im Folgenden werde ich nicht die Tierkreiswirksamkeitskräfte[57] berücksichtigen, sondern mich auf die Planetenwirksamkeitskräfte beschränken. Diese bilden eine Brücke zwischen den Seelenfähigkeiten des Menschen und über die den Planeten zugeordneten Hauptmetalle zu einer homöopathischen Arzneimitteltherapie mit diesen Metallen in der Anthroposophischen Medizin. Die Darstellung und das Erfassen der Planetenkräfte ist ein wesentliches Forschungs- und Erkenntnisanliegen der Anthroposophie und der anthroposophischen Heilkunde.[58]

Mit beiden, den Planetenkräften und der homöopathischen Arzneimitteltherapie, habe ich mich beschäftigt, beide sind weit entfernt von einer Akzeptanz in den Naturwissenschaften und rufen in der Regel bestenfalls Vorbehalte, meist jedoch klare Ablehnung hervor.

Mein Ausgangspunkt ist Goethes *Märchen* mit der Schilderung eines Heilungsgeschehens: Ein junger Mann bricht «entseelt» zusammen, kommt dann durch eine Abfolge von sieben Heilungsschritten wieder zu sich und gewinnt darüber hinaus noch Fähigkeiten, die ihm bisher nicht zur Verfügung standen.

Da es sieben Wirkungsschritte sind, die zur Heilung führen, liegt es nahe, diesen mikrokosmischen Schritten die makrokosmischen Wirkungskräfte zuzuordnen, die in unserem Sonnensystem von den erdnächsten Himmelskörpern ausgehen, die Kräfte der sieben Himmelskörper nach geozentrischem Weltbild.[59]

Diese in unserem Sonnensystem sich befindenden erdnächsten und mit bloßem Auge sichtbaren Himmelskörper sind: Mond, Merkur, Venus, Sonne, Mars, Jupiter, Saturn. Nach diesem geozentrischen Weltbild – es ist das «alte» Weltbild vor der kopernikanischen Wende, alt heißt hier früher, aber nicht falsch – werden diese Himmelskörper sämtlich als Planeten bezeichnet, obwohl nach «neuer» Bezeichnung der Mond ein Mond und die Sonne eine Sonne ist, also keine Planeten sind.

Unter der kopernikanischen Wende versteht man den Übergang vom geo- zum heliozentrischen Weltbild, wie er sich in der Geschichte der Naturwissenschaften zu Beginn der Neuzeit vollzogen hat mit seinen Folgen für das Selbst- und Weltverständnis des Menschen. Diesen Wechsel der Weltsicht bewirkten die Forschungen von Nikolaus Kopernikus (1473–1543), in denen dieser mit der Kosmologie des ptolemäischen Weltbilds bricht und ein neues Modell vorschlägt, das kreisförmige Bewegungen der Erde und der Planeten um die Sonne annimmt. Johannes Kepler (1571–1630) entdeckte die Gesetzmäßigkeiten, nach denen sich Planeten um die Sonne bewegen. Das heliozentrische Weltbild mit der Sonne in der Mitte ist das Weltbild, das heute in unseren Köpfen verankert ist.

Die sieben Planeten des geozentrischen Weltbildes mit ihren Beziehungen zu den Metallen und Organen sind:

Mond:	*Beziehung zu Silber (Argentum)*	*und der Milz*
Merkur:	*Beziehung zu Quecksilber (Mercurius)*	*und der Lunge*
Venus:	*Beziehung zu Kupfer (Cuprum)*	*und der Niere*
Sonne:	*Beziehung zu Gold (Aurum)*	*und dem Herz*
Mars:	*Beziehung zu Eisen (Ferrum)*	*und der Galle*
Jupiter:	*Beziehung zu Zinn (Stannum)*	*und der Leber*
Saturn:	*Beziehung zu Blei (Plumbum)*	*und dem Gehirn*

Es benötigt eine geraume Zeit des Studiums und des Sich-Vertiefens in diese Kräfte, um sie zu erfassen und in sich lebendig werden lassen zu können. Dieser Erkenntnis- und Verständnisprozess kann hier nicht im Einzelnen ausgeführt werden, es wird auf die umfangreiche Literatur und das dafür erforderliche Selbststudium verwiesen. Besonders hervorzuheben sind die Bücher von Alla Selawry[60] und Hilma Walter[61].

Hilma Walter zitiert in ihrem Buch eine für sie wesentliche Passage aus dem Nachwort Ita Wegmans zu *Grundlegendes für eine Erweiterung der Heilkunst* (gemeinsam mit Rudolf Steiner verfasst): «Es war unser Plan gewesen, in der Fortsetzung dasjenige zu behandeln, was als irdische und kosmische Kräfte in den Metallen Gold, Silber, Blei, Eisen, Kupfer, Merkur, Zinn wirkt, und auszuführen, wie dieselben in der Heilkunst zu handhaben sind. Auch sollte dargestellt werden, wie man im alten Mysterien-Wesen ein tiefes Verständnis hatte für die Beziehungen zu den verschiedenen Organen des menschlichen Organismus. Von diesem Wissen zu sprechen, es wieder neu zu begründen, lag die Absicht vor.»[62]

Aufgrund Rudolf Steiners Erkrankung und seinem Tod im 64. Lebensjahr am 30. März 1925 konnten Wegmann und er dieses medizinisch-wissenschaftliche Projekt nicht mehr gemeinsam verwirklichen. Steiner stellte die Zusammenhänge an anderer Stelle poetisch dar:

> *Ich halte die Sonne in mir – Er führet als König mich in die Welt*
> *Ich halte den Mond in mir – Sie meine Gestalt erhält*
> *Ich halte Merkur in mir – Er Sonne und Mond zusammen hält*
> *Ich halte Venus in mir – Ohne ihre Liebe ist alles nichts*
> *Sie mit Mars sich vereint – Der mein Wesen in Worte spricht*
> *Dass Jupiter alles erleuchte – Mit weisem Licht*
> *Und Saturn der Reife – In mir erstrahlet meines Wesens Farben*
> *Das sind die Sieben der Welt – Ich bin die Sieben – Ich bin die Welt, der Erde weit, ich bin die Sonne*
> *Und Christian mit Kreuz und Rosen steht neben dir als Geist*
> *Ich empfange die Welt in den Sieben.*[63]

Die folgenden Zuordnungen mögen für diejenigen, denen die Planeten des geozentrischen Weltbildes, die ihnen zugeordneten Metalle und Wirksamkeiten nicht vertraut sind, befremdlich erscheinen. Für die hier vorliegende Darstellung sind sie allerdings wichtig. Denn die Verbindung der sieben Heilungsschritte, die aus Goethes *Märchen* herausgearbeitet werden können, mit den sieben Planetenwirksamkeiten und den zugehörigen Metall-Funktionstypen, ergibt eine Brücke von der Seelenwelt zur Leiblichkeit des Menschen.

In der Anthroposophischen Medizin sind den Planetenwirksamkeiten Organbildekräfte zugeordnet und entsprechende Metallsubstanzen, die homöopathisiert als Heilmittel Verwendung finden. Über die Siebenheit der Planetenkraftwirksamkeiten kann sich das psychotherapeutische Vorgehen in den dargestellten sieben Schritten anschließen an die Heilmittelgabe der Anthroposophischen Medizin oder umgekehrt: Orientiere ich mich in der Gesamtgestalt eines psychotherapeutischen Prozesses an den sieben Stufen zur Selbstkonstituierung, kann ich bei der jeweiligen Stufe prüfen, welche Kräfte zu stark vorhanden sind oder fehlen, und eine entsprechend homöopathisierte Substanz – ausgewählt aus den sieben Metallen – hinzufügen.

Es kann in einer systematischen Betrachtungsweise dieser Kräftewirksamkeiten der Planenten zum einen eine aktive, zum anderen eine passive Form des Ergreifens oder Ergriffenwerdens im seelischen Entwicklungsprozess unterschieden werden.

Alla Selawry hat in *Metall-Funktionstypen in Psychologie und Medizin*, ein umfassendes und nahezu unerschöpfliches Werk, Umfangreiches zu dieser Verbindung zwischen leiblichen oder seelischen Erkrankungen und den sich darin ausdrückenden Prozessen und Anlagen herausgearbeitet. Sie differenziert Krankheitstendenzen als ein *Zuviel* oder *Zustark* der Planeten- beziehungsweise Metallkräftewirkungen oder als ein *Zuwenig* oder *Zuschwach*.

> *Wer Interesse hat, sich weiter in diese Zusammenhänge zu vertiefen – hier ein Zitat aus ihrem Buch: «Abschließend sehen wir: Bei unseren Metallbetrachtungen geht es methodisch darum, über eine bloße Erweiterung von Erkenntnissen hinaus, an jedem Metallprozess neue Erkenntnisfähigkeiten zu entwickeln, gleichsam ein besonderes Organ dafür zu gewinnen, das uns in die Sphäre dieses Metalls einführt und es schöpferisch handhaben lehrt, bis in die Therapie.»*[64]

Die medikamentös-homöopathische Behandlung betreffend, will ich im Folgenden bei den sieben Schritten der Selbstkonstituierung, verbunden mit Planetenwirksamkeiten, nur einzelne Arzneimittel nennen, mit denen ich umgehe und die sich mir in der Behandlung bewährt haben.

Geprägt bin ich von der anthroposophischen Arzneitherapie mit ihrer allgemeinen Richtlinie der Gabe von Tiefpotenzen (D3–D6) zur Beeinflussung des Stoffwechselsystems, der Gabe von mittleren Potenzen (D10–D15) zur Beeinflussung des Rhythmischen Systems und der Gabe von Hochpotenzen (D20–D30) zur Beeinflussung des Nerven-Sinnes-Systems.[65]

Die in der klassischen Homöopathie häufig verwendeten C- oder LM-Potenzen kommen in der anthroposophischen Therapieform nicht zur Anwendung (1:10 = D-Potenz; 1:100 = C-Potenz; 1:50.000 = LM-Potenz).

Verbindung Selbstwerdung – Planetenkräfte – Heilmittel

Vorbemerkung: Mein Verständnis und meinen Zugang zu den Planetenkräften und ihrer Beziehung zu den Metallen als Heilmittel schöpfe ich im Wesentlichen aus dem genannten Buch von Alla Selawry.

Erster Schritt: sich umfassen und umfasst werden – Saturn

Sich abgrenzen, sich fassen, der erste Schritt der Selbstwerdung, führt zu den Saturnkräften, Saturn ist mythologisch der «Hüter des Todesgeheimnisses», gleichzeitig Bewahrer und Schützer des Lebens.

Zu sich kommen und sich bewahren ist die aktive Form, geschützt werden vor Auszehrung und Verfall der passive Modus. Saturnprozessen zugehörig sind abstraktes Denken, Introvertiertheit, beharrliches Handeln. Ein Zuviel der Abgrenzungskräfte kann bei Zwangserkrankungen oder Autismus-Spektrum-Erkrankungen sowie Schizophrenie-Spektrum-Erkrankungen gefunden werden. Auch Suchterkrankungen beinhalten ein Außer-Kontakt-Treten, ein «Dichtsein», wie es im Jargon heißt.

Ein Zuwenig an Abgrenzungskräften führt zu Unklarheit und

Verschwommenheit, zur Auflösung des Ich in der Umwelt, zur Schwächung des Eigenseins. Symptome hierfür können Unschärfe in den Sinneswahrnehmungen bis hin zu Sinnestäuschungen sein, verminderte Differenzierungsfähigkeit zwischen seelischer und körperlicher Symptomatik, wie es in somatoformen Schmerzstörungen oder histrionischen Prozessen in Erscheinung treten kann. Auch kann Destruktivität, denken wir an die Amokläufe in der letzten Zeit, Ausdruck dafür sein, dass innere Zerrissenheit sich als Zerstörungshandlungen im Äußeren manifestiert.

Das zugehörige Metall ist Blei, das zugehörige Organ ist die Milz, das Organ, das stark mit dem Immunsystem, also Abwehr, Abgrenzung, verbunden ist. In der Milz findet die antigeninduzierte Differenzierung und Vermehrung von B- und T-Lymphozyten statt und sie ist ein wichtiger Speicherort für die ebenfalls zu den weißen Abwehr-Blutkörperchen zählenden Monozyten.

Zur Abgrenzung gegen Übersensibilität («Es geht alles durch mich durch») und gegen Suchtimpulse und ihre Verführung, mich von mir selbst wegzubringen, hat sich die Gabe von Bleioxid, Minium (Menninge) in D4 (zurzeit nur als Sonderanfertigung; Weleda und DHU) bewährt.

Wenn durch die Gabe von Blei eine depressive Verschlossenheit, ein Rückzug in sich selbst, geöffnet werden soll, kann Plumbum metallicum praeparatum D10–D20 (flüssige Verdünnung zur Injektion oder Verreibung; Weleda) gegeben werden.

Zweiter Schritt: sich wohltun und sich wohltun lassen – Venus

Setzen lassen, warm halten, sich selbst liebevoll betrachten, singen: dies sind die Gesten, die im *Märchen* die drei Mädchen, Begleiterinnen der schönen Lilie, ausführen. Die Lilie selbst steht für Schönheit und Anmut, diese wird den Kräften der Venus zugeordnet: «Venus, die in ihrem Leuchten alles gibt, sich ganz verströmt, sodass ihr Licht sogar neben dem Sonnenlicht bestehen kann, repräsentiert zu Recht das Schöne.»[66]

Die Venusgeste des Sich-Versorgens, des Liebevoll-auf-sich-selbst-Blickens und Zu-sich-selbst-milde-Seins, ist als aktive Form auf sich selbst gerichtet als Selbstsorge. Wenn ich selbst aus Erstarrung gar nicht mehr in der Lage bin, meine Verhärtung und Einengung wieder ins Fließen zu bringen – das ist zum Beispiel die Situation der Lilie im *Märchen*, kennzeichnend für einen Schockzustand –, brauche ich andere, die dies stellvertretend für mich tun und mir helfen.

Ein Zuwenig dieser Kräfte kann als Symptomatik der inneren Verhärtung, der seelischen Erstarrung in Erscheinung treten, in Angstzuständen oder auch im schizophrenen Stupor.

Im Gegensatz dazu führt ein Zuviel dieser Kräfte zu schwärmerischer Übersteigerung und Extrovertiertheit, Narzissmus, seelischen Spannungszuständen, Übererregung bis hin zu Halluzinationen, zur Wahrnehmungsverzerrung aus einem Übermaß innerer Organfunktionen.

Das zugehörige Metall ist Kupfer, die zugehörigen Organe sind Niere, Nebennieren, vegetatives Nervensystem, Venensystem, Schilddrüse und sämtliche Organe der Gefühlsregulation.

Bei nervositäts- und übererregungsbedingten Bauchkrämpfen ist die Gabe von Chamomilla Cupro culta D2–D3 s.c. (flüssige Verdünnung zur Injektion; Weleda) bewährt, bei ängstlich-unruhigen Depressionen Cuprum metallicum praeparatum D3–D6 (flüssige Verdünnung zur Injektion oder Verreibung; Weleda).

Dritter Schritt: sich erhellen und erhellt werden – Mond

Lichtblick behalten, Hoffnungsschimmer sehen können, führt zu den Kräften des Mondes, der mit seiner Oberfläche das Licht der

Sonne auf unsere Erde spiegelt, ohne selbst zu leuchten. Er ist mit dem Mütterlichen verbunden als Kraft der unablässigen Erneuerung des Lebens.

Sich vertrauen und Hoffnung behalten in sich selbst ist die aktive Form, Vertrauen und Hoffnung von Nahestehenden zugesprochen bekommen die passive Form einer notwendigen Haltung zum Gesundwerden.

Gesteigerte Prozesse – zu viel Licht, Luziferisches[67] – führen zu visionärer Veranlagung, Hysterie bis hin zu manischen Größenideen, sich selbst zu sehr ins Licht stellen.

Zu schwache Anlagen erzeugen den depressiven Nihilismus, den typischen Gedankengang eines Menschen in der Depression: Ich war nichts in der Vergangenheit, ich bin nichts in der Gegenwart und ich werde auch in der Zukunft nichts sein: sein Ich zu sehr in den Schatten stellen.

Da der Mond Rhythmusgeber von Erneuerungsprozessen und Regeneration ist, sind psychische Störungen in der Schwangerschaft oder im Klimakterium mit seinen Kräften oder dem Fehlen seiner Kräfte verbunden.

Das zugehörige Metall ist Silber, die zugehörigen Organe sind Darm, Blase, Haut und Schleimhaut als Orte der Regeneration; Genitale als Orte der Reproduktion; das Gehirn als Ort der Reflexion.

Bewährte Anwendungen sind die Gabe von Argentum metallicum praeparatum D4–D6 (flüssige Verdünnung zur Injektion oder Verreibung; Weleda) zusammen mit Oxalis-Essenz-Bauchauflagen (Oxalis, Folium 20 %, Tinktur zum äußerlichen Gebrauch; Weleda) bei Folgen von Schockzuständen oder bei Schlafstörungen. Dyskrasit als Silber-Antimon-Verbindung kann in D20 (flüssige Verdünnung zur Injektion; Weleda) bei ausufernder Übererregung indiziert sein.

Der Entschluss zum Gehen über den Abgrund ist ein Marsimpuls, erkennbar in Goethes *Märchen* an dem Ausspruch der Schlange auf die Frage des Alten mit der Lampe: «Was hast du beschlossen?» – «Mich zu opfern, bevor ich geopfert werde.»

Sich selbst opfern, sich selbst überwinden: Dies ist eine Tat des Mutes. Sich ermutigen und einen Entschluss zur Wandlung und Veredelung zu fassen ist die aktive Form des Ergreifens der Marskräfte. Marskräfte wirken in der Zone, in der es um Entscheidung und um Leben oder Tod geht. Die passive Form ist getragen werden, belebt werden durch die Entschlüsse und Taten anderer.

Typische Marsanlagen sind: kämpfen, verwirklichen, pragmatisch handeln unter vollem Einsatz, zielgerichtete Energie, harte Emotionalität. Gesteigerte Anlagen führen zu Überreizung, Zorn und Jähzorn, Manie, Impulskontrollstörungen.

Ein Zuwenig der Marskräfte führt zur Angst-Symptomatik, Erschöpfung, Verbitterung, Depression, Burn-out.

Das zugehörige Metall ist das Eisen, die zugehörigen Organsysteme sind Kehlkopf, Lunge, Arterien, Leber-Galle-Stoffwechsel, Muskulatur und das Haut- und Sinnessystem.

Ängstliche Unsicherheit spricht gut auf die Gabe von Skorodit (Eisenarsenat) D6 (Verreibung; Weleda) an, seelische Erschöpfung aus Übererregtheit kann durch die Gabe von Ferrum sidereum (Meteoreisen) D3 (Verreibung; Weleda) oder Meteoreisen (Inject oder Globuli; Wala) gelindert werden, Ferrum sidereum D6 (flüssige Verdünnung zur Injektion; Weleda) kann bei akuten Angst- und Panikzuständen helfen. Levico-Wasser (Eisen-Kupfer-Arsenat) ist in Urtinktur oder in niedriger Potenz (Lösung, flüssige Verdünnung, flüssige Verdünnung zur Injektion; Weleda) oder als Levico comp. (flüssige Verdünnung zur Injektion oder Globuli von Wala) ein bewährtes Stärkungsmittel.

Fünfter Schritt: sich bewegen und bewegt werden – Merkur

Merkur als mythologische Gestalt ist der Götterbote, der Vermittler, der etwas wegnimmt und dahin bringt, wo etwas fehlt. So ist Merkur in der griechischen Mythologie der Gott der Händler, der Heiler und – der Diebe. Götterbote sein – in unsere heutige Zeit übersetzt – heißt, Makrokosmos und Mikrokosmos in Verbindung zu bringen. In Goethes *Märchen* ist dieser Prozess benannt als das Gehen «aus der Welt in die Welt».

Einen Weg gehen, der dazu führt, dass sich mein inneres Zentrum verlagert, ist wesentlicher Teil des psychotherapeutischen Heilungsgeschehens.[68] Das Gewahrwerden und Erkennen der drei Seelenbereiche Denken – Kognition, Fühlen – Emotion und Wollen – Intention löst einen Prozess der inneren Bewegung aus, der vom Unbewusstsein zum Bewusstsein führt. In der Bildersprache des Märchens steigt der Tempel, unser heiliges Inneres, aus der dunklen Tiefe der Untererde auf, kommt hoch ans Licht und schließt sich an den Herzens-Lebens-Liebes-Strom an.

Die aktive Form der Gestaltung dieses Geschehens sind Schritte zur Selbsterkenntnis, die passive Form ist das Aufnehmen von klärenden Gedanken, die zum Verständnis dieser Zusammenhänge und dieses Geschehens führen. Der Merkur-Typus zeichnet sich durch Intelligenz, Verständnis, Weltoffenheit, vermittelndes Handeln und Kommunikation, Tätigkeit und Geschicklichkeit aus.

Gesteigerte Anlagen führen zu illusionären Größenideen und Wahn, Euphorie, Überdrehtheit, assoziativen Denkstörungen und Überschwänglichkeit.

Schwache Anlagen äußern sich in Zwangsneurosen, Zwangsvorstellungen, Zwangshandlungen, innerer Eingesperrtheit, innerer Erschöpfung und Stillstand.

Das zugehörige Metall ist Quecksilber, die zugehörigen Organe sind Lymphe, Drüsen, Leber, Lunge, Haut und die Gliedmaßen.

Bewährt bei Stimmungslabilität ist Mercurius vivus naturalis (flüssige Verdünnung zur Injektion oder Verreibung; Weleda) D10-D15.

Sechster Schritt: sich erkennen und erkannt werden – Jupiter

«Jupiter ist zwölfmal so groß wie die Erde und läuft im Vergleich mit der Erde zwölfmal so langsam durch den Tierkreis. Die Zwölf repräsentiert das Ganze, sie ist das Umfassende.»[69] Das Jupitergeschehen geht also «aufs Ganze», es geht von der Seelenklärung zu Seelenführung, zur Weisheit, vom Unbewusstsein über das Bewusstsein zum Selbstbewusstsein. Dieser Vorgang kann benannt werden als: «sich selbst führen lernen».

Der Schritt zur Jupiterweisheit ist in guter Weise durch Erkenntnisarbeit in aktiver Form möglich, die passive Form kann zum Beispiel durch Extremerlebnisse im Nahtodbereich oder bei Existenzbedrohung eintreten.

Jupiter zugehörende Eigenschaften sind Vernunft, Besonnenheit, Erkenntnis, Gelassenheit, Würde, umsichtiges Handeln und Souveränität. Gesteigerte Anlagen äußern sich in Ideenflucht, Verletzbarkeit, Ärger, Erregung, Größenwahn und diktatorischem Machtstreben. Schwache Anlagen führen zu Abstumpfung, Depression und zum Nicht-erfassen-Können von übergeordneten Zusammenhängen als geschwächte Fähigkeit zu Transzendenz.

Das zugehöriges Metall ist Zinn, die entsprechenden Organe sind Kopf, Gehirn und Nervensystem, Gelenke und Leber.

Stannum metallicum praeparatum (Verreibung; Weleda, oder als Hepar/Stannum I, flüssige Verdünnung zur Injektion; Wala) D3–D6 kann bei Übererregung und präpsychotischen Zuständen helfen, bei Dumpfheit und innerer Abwesenheit in D8–D12 (Verreibung; Weleda, oder als Hepar/Stannum II, flüssige Verdünnung zur Injektion; Wala).

Siebter Schritt: sich lieben und geliebt werden – Sonne

Dieser Schritt, benannt als: «Liebender werden», ist in Goethes *Märchen* verdichtet in der Äußerung: «Die Liebe herrscht nicht, aber sie bildet, und das ist mehr.»[70] Es ist die Hinwendung zur eigentlichen Quelle unseres Lebens, die kosmologisch als die Sonne, spirituell als die Liebe benannt wird.

Sich öffnen und Liebender werden ist die aktive Form, wahrgenommen werden und Liebe erfahren die passive Form dieses Schrittes.

Sonnenhafte Anlagen sind Herzlichkeit, Positivität, Selbsterkenntnis, Vertrauen, schöpferisches Handeln.

Gesteigerte Anlagen äußern sich in Euphorie, Erregungszuständen, Expansionsdrang und «manischer Weltumarmung».

Schwache Anlagen zeigen sich als Melancholie, Lebensüberdruss, Depression und Intellektualität ohne Herzenswärme.

Das zugehörige Metall ist Gold, die zugehörigen Organe sind das Herz- und Kreislauf-System.

Aurum (Gold) in Tiefpotenz (D4–D10) dämpft Phobien und mildert Reizüberflutung bei Hypomanie (Aurum comp., Aurum Valeriana, Aurum/Prunus, Aurum/Stibium/Hyoscyamus; Globuli und flüssige Verdünnung zur Injektion; Wala) und, in mittlerer Potenz (D12–D15), kann es Freude und Positivität vermitteln und gegen Angst wirken, in hoher Potenz (D20–D30) beflügelt es Hoffnung und Zuversicht (Aurum metallicum praeparatum; Verreibung; Weleda).

Sieben in Eins

Über diesen Schritt der sieben Stufen des Heilungsweges im *Märchen* zu den sieben Planetenkräften eröffnet sich ein großer Zusammenhang. Es lässt sich dadurch die Gesamtgestalt einer Anthroposophie-basierten Psychotherapie als Weg durch die Planetenkräfte erfassen und über die zugehörigen Metalle eine Verbindung schaffen zwischen den Heilmittelsubstanzen und der Organbehandlung in der Anthroposophischen Medizin.[71]

«Und so können wir studieren, wie ... mineralische Prozesse wirken, und wir bekommen einen Zusammenhang zwischen dem, was da in der äußeren Natur ist, und demjenigen, was im Innern des Menschen wirkt. ... wir bekommen ... eine Wissenschaft als Therapie, welche wirklich die Zusammenhänge durchschaut.»[72]

In der heutigen Zeit kommt hinzu, dass gut darauf zu achten ist, welche inneren Bilderwelten und welche inneren Vorstellungen ein Mensch in sich trägt. Dies ist eine der Aufgaben für das einundzwanzigste Jahrhundert, ein Zeitalter der Bilder und Medien, die unsere Welt- und Selbstanschauung prägen.

Hierzu der Hirnforscher Gerald Hüther: «Wenn wir über innere Bilder reden, geht es uns viel näher. Es geht um die Selbstbilder, um die Menschenbilder und um die Weltbilder, die wir in unseren Köpfen umhertragen und die unser Denken, Fühlen und Handeln bestimmen. Wie die Hirnforscher in den letzten Jahren zeigen konnten, ist die Art und Weise, wie ein Mensch denkt, fühlt und handelt, ausschlaggebend dafür, welche Nervenzellverschaltungen in seinem Gehirn stabilisiert und ausgebaut und welche durch unzureichende Nutzung gelockert und aufgelöst werden. Deshalb ist es alles andere als belanglos, wie die inneren Bilder beschaffen sind, die sich ein Mensch von sich selbst macht, von seinen Beziehungen zu anderen und zu der ihn umgebenden Welt, und nicht zuletzt von seiner eigenen Fähigkeit, sein Leben nach seinen Vorstellungen zu gestalten. Von der Beschaffenheit dieser einmal entstandenen Bilder hängt es ab, wie und wofür ein Mensch sein Gehirn benutzt und welche neuronalen und synaptischen Verschaltungen deshalb in seinem Hirn gebahnt und gefestigt werden. Es gibt innere Bilder, die den Menschen dazu bringen, sich immer wieder zu öffnen, neu zu entdecken und gemeinsam mit anderen nach Lösungen zu suchen. Es gibt aber auch innere Bilder, die Angst machen und einen Menschen zwingen, sich von der Welt zu verschließen. Es gibt Bilder, aus denen Menschen Mut, Ausdauer und Zuversicht schöpfen, es gibt solche, die Menschen in Hoffnungslosigkeit und Resignation und Verzweiflung stürzen lassen.»[73]

Dies ist altes Wissen in den neuen Schläuchen der Hirnforschung. Aus dem *Talmud*, der Sammlung der Gesetze und religiösen Überlieferungen des Judentums nach der babylonischen Gefangenschaft, stammen folgende Sätze:

> *Achte auf Deine Gedanken, denn sie werden Worte.*
> *Achte auf Deine Worte, denn sie werden Handlungen.*
> *Achte auf Deine Handlungen, denn sie werden Gewohnheiten.*
> *Achte auf Deine Gewohnheiten, denn sie werden Dein Charakter.*
> *Achte auf Deinen Charakter, denn er wird Dein Schicksal.*[74]

Heute, die Forschungsergebnisse des Geisteswissenschaftlers Rudolf Steiner und des Neurowissenschaftlers Gerald Hüther berücksichtigend, ist zu ergänzen:

> *Achte auf Deine Gedanken, denn sie formen Deinen Leib.*

Der Anschluss von Geist und Seele an den Leib und umgekehrt ist ein elementares Merkmal der anthroposophischen Menschenkunde, ihres Krankheitsverständnisses und der Aktivierung von Heilungskräften. Seelisches ist immer in Verbindung mit Leiblichem, Leibliches immer in Verbindung mit Seelischem zu sehen.

In Zusammenschau der dargestellten Gedanken und Verbindungen entsteht ein Weg, der die Konstituierung des eigenen Selbst bewirkt, eine Selbstwerdung, die in den zentralen Bereichen nur vom Selbst durch sich selbst durchgeführt werden kann.

5 STRUKTUR

Vorschlag für eine psychotherapeutische Vorgehensweise

Zwölf Orientierungsfragen für ein Erstgespräch

Wenn ein Patient erstmals in meine Sprechstunde kommt, muss ich mir in Kürze einen Gesamteindruck verschaffen, bei dem die für meine Sichtung der Gesamtsituation wichtigen menschlichen Bereiche berührt werden. Sie stehen in Korrespondenz mit den sieben Schritten der Selbstwerdung, herausgelesen aus Goethes *Märchen*.

Angeregt durch das dortige prozessuale Geschehen, stelle ich meine zwölf Orientierungsfragen möglichst nicht punktuell und scharf, sondern versuche, ein Früher und Heute sowie ein Jetzt und In-Zukunft zu erfragen.

Die Fragen als Übersicht:

1. *Warum kommen Sie zu mir und was haben Sie schon hinter sich?*
2. *Wie kommen Sie zu innerer Ruhe und wie schlafen Sie?*
3. *Nehmen Sie Medikamente oder haben Sie Medikamente eingenommen?*
4. *Welche Krankheiten, Verletzungen, Unfälle, Operationen, Krankenhausaufenthalte haben Sie in Ihrem Leben gehabt?*
5. *Haben oder hatten Sie Gedanken an den Tod oder daran, sich selbst das Leben zu nehmen?*
6. *Was ist das Schlimmste in Ihrem Leben gewesen und wie haben Sie es überwunden?*
7. *Wer sind Ihre nahestehenden Menschen und wie geht es denen?*
8. *Was machen Sie gern und was tut Ihnen gut?*
9. *Was tun Sie für Ihre Gesundheit und was wäre gut zu tun?*

10. *Haben oder hatten Sie Schwierigkeiten mit Ihrer Sexualität?*
11. *Haben oder hatten Sie Probleme mit Alkohol, Zigaretten, Kaffee, Drogen und wie viel Zeit verbringen Sie mit Computerspielen oder im Internet?*
12. *Was sind Ihre Sorgen und was sind Ihre Wünsche?*

Die Fragen im Einzelnen:

1. Warum kommen Sie zu mir und was haben Sie schon hinter sich?

Die erste Frage zielt darauf, das «Du» des anderen Menschen zu erfahren und gleichzeitig eine Beziehung zu mir, zu meinem Ich, herzustellen. Die Frage schließt auch den Grund des Kommens mit ein, den Auslöser des Bewegungsimpulses. Ich habe Respekt vor jedem, der die Türschwelle zum Psychiater übertritt, oft geht diesem Schritt ein monatelanges Leiden und Zaudern voraus.

Die Antwort kann sein: «… weil mein Hausarzt mich schickt» oder: «… weil ich mit meinem Leben nicht mehr weiterweiß.»

Beide Antworten bzw. alle Antworten nehme ich möglichst unbefangen und mit Respekt entgegen. Das «Warum kommen Sie?» kann ergänzt werden mit «Woher kommen Sie?» als Frage, ob der Patient oder seine Familie von hier oder aus einer anderen Gegend oder einem anderen Land stammt. Für letzteren Fall halte ich einen Weltatlas in meiner Schreibtischschublade bereit und schaue nach, wo der Herkunftsort des Patienten liegt, auf dem Balkan, in der Türkei, China oder Kasachstan, ob am Meer, im Gebirge oder in der Ebene. Das Interesse für die Herkunft, die Heimat des Patienten erzeugt oft eine erste starke emotionale Regung und gibt dem Patienten die Sicherheit, dass ich mich für ihn als Menschen interessiere. Oft frage ich auch ergänzend: «Woher kommt ihr Name?», insbesondere dann, wenn der Nach- oder auch der Vorname nicht unbedingt zu der – hier örtlichen schwäbischen – Gegend passt. Dadurch kann sich zugleich ein Bereich von Krieg und Vertreibung als Familien- oder Gemeinschaftsschicksal eröffnen oder individuelle Beweggründe für einen Wechsel des Lebensmittelpunktes.

Bei türkischen Patienten frage ich manchmal, was ihr Name auf Deutsch bedeutet, dadurch kann ich schon ein paar Brocken Türkisch: Öz – echt, Demir – Eisen, El – Hand, Aslan – Löwe. Im Übrigen gibt es auch in der Türkei häufig vorkommende sowie seltene, ungewöhnliche Namen, die zumeist Hinweise auf religiöse oder ethnische Besonderheiten geben.

Mit meiner Frage: «Warum kommen Sie zu mir?» möchte ich dem Patienten vermitteln: Ich interessiere mich für dich als ganzen Menschen, natürlich auch für deine Krankheit, aber sie ist nur ein Teil von dir, zum Gesundwerden braucht es die Aktivierung aller Kräfte und Ressourcen, die in dir sind oder waren.

Ausgehend von den sieben Stufen, die aus Goethes *Märchen* als Heilungsweg herausgelesen werden können, berührt die Frage: «Warum kommen Sie zu mir und was haben Sie schon hinter sich?» den Schritt vier: «einen Entschluss fassen, einen Weg gehen».

Im Umfeld dieser ersten Frage blicke ich meist auch auf den Bereich Arbeit und frage: «Was machen Sie beruflich?», oder wenn klar ist, dass keine Berufstätigkeit vorliegt – aufgrund von Berentung oder sonstigen Gründen –, modifiziere ich die Frage zu: «Was machen Sie tagsüber?», oder: «Was haben Sie früher oder zuletzt gemacht?»

Mit dieser Frage will ich feststellen, ob und wie der Patient seine kreativen Kräfte tätig anwendet oder angewendet hat und durch welche Tätigkeitsbereiche – jeder Beruf ist auch ein Schulungsweg für Denken, Fühlen und Handeln – er geprägt wurde. Ein Bestattungsunternehmer hat eine berufsbedingt andere innere Grundstruktur als ein Programmierer oder ein Wirtschaftsjurist. Oft schließe ich die Frage an: «Macht Ihnen Ihr Beruf, Ihre Arbeit Freude?» Wenn hier als Antwort «Nein!» kommt, ist es sofort klar, dass es in der Behandlung viel zu tun gibt. Wenn ein wesentlich tragendes Element unseres Lebens, die Arbeit, keine Kraft oder Freude bringt, sondern nur verbraucht, geht das auf Dauer meist nicht gut.

Ich nehme die Antworten, so wie sie kommen, offen zur Kenntnis, bleibe aufmerksam und anwesend.

2. Wie kommen Sie zu innerer Ruhe und wie schlafen Sie?

Das ist eine ganz zentrale Frage, sie führt vom aktiven, bewussten Tagesleben – «Warum kommen Sie, was machen Sie beruflich?» – in den Bereich der Nacht. Die Antwort des Patienten gibt Aufschluss, ob und wie er in den anderen Bewusstseinszustand, das Nachtbewusstsein, kommt und somit mit seinem «höheren» Ich Berührung hat, das unsere Lebensimpulse in sich trägt. Aus diesen Grundimpulsen schöpfen wir jede Nacht Kräftigung, Orientierung und Klarheit – wenn wir schlafen können und dadurch mit ihnen in Verbindung treten. Bei schlechtem oder ausbleibendem Schlaf kommt es nicht zu dieser Verbindung und mein Ich wird abgeschnitten von der seelischen und geistigen Erfrischung, die nächtens stattfindet. Aber auch der Körper und seine Vitalität leiden – die Kraftquellen versiegen.

Geht es dem Patienten seelisch schlecht und bestehen akute oder schon länger anhaltende Schlafstörungen, denke ich als Psychiater gleich mit, wie dies verbessert werden kann, auch durch Medikamente. Wer nachts nicht schlafen kann, hat tags keine Kraft, um seine Probleme zu bewältigen: ein einfacher psychiatrischer Leitsatz.

Gleichzeitig bedeutet Schlafen ein Ruhen unserer äußeren Sinneswahrnehmung und erzeugt damit einen Schutzraum, ein Zu-sich-selbst-Kommen – in die sieben Schritte der Selbstwerdung übersetzt ist dies der erste Schritt: «sich umfassen, sich schützen, sich abgrenzen».

3. Nehmen Sie Medikamente oder haben Sie Medikamente eingenommen?

Mit dieser Frage zeigt sich zum einen, ob der Patient überhaupt Medikamente einnehmen will, ob er damit gute oder schlechte Erfahrungen hat, und ich kann mir als Psychiater im weiteren Gesprächsverlauf bereits innerlich überlegen, welchen Behandlungsweg ich dem Patienten zum Schluss des Gesprächs vorschlagen kann.

Als Psychiater habe ich generell nur drei Behandlungsoptionen:

1. *Krankschreiben oder auf andere Weise zunächst die Last der Alltagsbewältigung mindern, zum Beispiel durch Herauslösung aus dem sozialen Umfeld durch Krankenhausbehandlung oder einen anderen Aufenthalt in einem geschützten Bereich.*
2. *Medikamente geben: zur Beruhigung oder zur Anregung.*
3. *Gespräche führen, ärztlich-psychiatrisch oder spezifiziert als strukturierte Psychotherapie.*

Lehnt ein Patient grundsätzlich eine medikamentöse Behandlung ab, so fällt eine der drei Behandlungsoptionen weg und dann muss, falls ohne Medikamente kein anderer Weg aus der Krise führt, die dritte Option, Gespräche führen, intensiv wahrgenommen werden. Zudem muss beim Patienten psychoedukativ ein Verständnis dafür geweckt werden, dass Medikamente, obwohl sie Psychopharmaka heißen, gar nicht auf die Seele oder das Ich wirken, sondern auf den Leib und seine Prozesse und dass man, wenn man einigermaßen ausgeschlafen und erholt ist, seine Probleme besser lösen kann und auch andere Gedanken hat, als wenn man müde, erschöpft und leer ist. Das ist eine allgemeine Erfahrung, auf die im Gespräch über die Notwendigkeit einer medikamentösen Behandlung von Schlaf- oder Unruhezuständen Bezug genommen werden kann.

Rudolf Steiner drückte dies in folgenden Worten aus: «… Das Primäre liegt gerade bei den sogenannten geistigen Erkrankungen in den Organsystemen, wenn es auch manchmal schwieriger zu beobachten ist. Und weil es in den Organsystemen liegt, deshalb ist es manchmal so trostlos zu sehen, wie man gerade durch geistige Behandlung diesen Dingen am allerwenigsten beikommt, wie man viel eher bei wirklichen organischen Erkrankungen durch geistige Behandlung etwas ausrichten kann als gerade bei sogenannten Geisteskrankheiten. Man wird sich geradezu angewöhnen müssen, Geisteskrankheiten mit Heilmitteln zu behandeln.»[75]

Psychopharmakotherapie ist ein großer Bereich. Üblicherweise wird darunter die Behandlung mit chemischen Medikamenten verstanden. Diese spielen bei der Behandlung von Krankheiten mit seelischen Symptomen eine große Rolle und sind in vielen Fällen unverzichtbar. Ich erachte es für wichtig, sich als Psychiater in Wirkung und Nebenwirkung der einzelnen Substanzen sowie deren Nutzen und Gefahren sehr gut auszukennen. Sie sind aber kein Allheilmittel und benötigen zumeist die Ergänzung durch Psychotherapie. Oft sind stützende oder begleitende Gespräche eine wesentliche Komponente im Heilungsverlauf bei chronischen Erkrankungen.

Das Behandlungsrepertoire der Anthroposophischen Medizin geht über die Gabe von chemischen Substanzen hinaus. Ein wesentlicher Teil der Anthroposophischen Medizin ist die Gabe von homöopathisierten Substanzen, die ausschließlicher Teil der klassischen homöopathischen Medizin sind. Neben homöopathisierten Substanzen werden in der Anthroposophischen Medizin, im Unterschied zur reinen Homöopathie, pflanzliche, mineralische oder metallische Substanzen auch stofflich gegeben.

Ein weiterer Unterschied zwischen der Anthroposophischen Medizin und der Homöopathie ist der Weg zum Finden eines Heilmittels. Während in der Homöopathie eine ausführliche homöopathische Anamnese durchgeführt wird, die «vom Scheitel bis zur Sohle» alle Symptome körperlicher und seelischer Art erfragt und diese Symptome dann durch das sogenannte Repertorisieren, früher in Büchern, der sogenannten homöopathischen *Materia Medica*, heute computergestützt, einem Arzneimittel zuordnet.

> Die *Materia Medica* ist ein Erfahrungsschatz, der über die Jahrhunderte, seit Begründung der homöopathischen Medizin, durch Samuel Hahnemann (1755–1843), erarbeitet wurde und in dem Ärzte selbst oder durch Beobachtung von anderen die durch Einnahme von Substanzen hervorgerufenen Symptome oder Vergiftungserscheinungen beobachteten und notierten. Bei jeder Substanz ergibt sich daraus ein Arzneimittelbild als Zusammenfassung der stofflichen Wirkung der Substanz. Das Repertorisieren besteht darin, eine weitgehende Übereinstimmung der beim Patienten durch die homöopathische Anamnese erfragten Symptome mit dem Arzneimittelbild einer Substanz zu finden. Diese wird dann aufgrund der Ähnlichkeit (simile) zur Krankheitssymptomatik des Patienten in homöopathisierter Form gegeben.

Die anthroposophische Heilmittelfindung geht einen anderen Weg. Der anthroposophische Arzt studiert die Substanz selbst in ihrer Botanik oder Mineralogie und versucht dadurch, in phänomenologischer Vorgehensweise, ein Bild der Kräftewirkung einer Substanz in sich zu schaffen. Dann wird eine Verbindung zwischen den fehlenden oder überstark vorhandenen Gestaltungskräften beim erkrankten Menschen und den Substanzkräften gesucht und diese Substanz als Heilmittel zugeführt. Die stoffliche Substanz oder niedere Potenzen werden als Zugabe bei fehlenden Kräften gegeben, mittlere Potenzen zur Anregung von Kräften, und höhere Potenzen, entsprechend dem Simileprinzip der Homöopathie, zur Aufhebung von zu starken Kräften. Eine sehr klare und fein ausgearbeitete Darstellung der Grundprinzipien anthroposophischer Heilmittelgabe findet sich bei Gisbert Husemann.[76]

Im Folgenden ein Beispiel für eine anthroposophische Heilmittelfindung: Ein Patient oder eine Patientin wirkt ausgezehrt, erschöpft, hart, starr, unlebendig. Das zugehörige Krankheitsbild sind zum Beispiel burnout-bedingte Schlafstörungen oder, in einem anderen Fall, vorzeitige Wehen in der Schwangerschaft bei Erschöpfungszustand. Der anthroposophische Arzt erfasst als Diagnose die fehlenden oder geschwächten Lebenskräfte und möchte diese durch Therapie stärken. Er wählt eine Pflanze, die eine potenzierte pflanzliche Lebendigkeit in sich trägt. Dies ist beispielhaft Bryophyllum, deutscher Name Keimzumpe, die von Goethe entdeckte «Urpflanze». Urpflanze deshalb, weil diese Pflanze das typische Merkmal der Pflanzen an sich trägt, Blätter, aber zudem an den Blättern selbst Blätter bildet, dadurch eine potenzierte Pflanzenlebendigkeit in sich trägt.

Diese beim Patienten fehlende Lebendigkeit wird nun substanziell in Form der pulverisierten Pflanze, zum Beispiel Bryophyllum 50 % Trituratio, eingenommen oder injiziert, eine bewährte und wirksame Therapie bei den genannten Krankheitszuständen.

Eine andere Verdeutlichung des Unterschiedes zwischen homöopathischer und anthroposophisch-medizinischer Heilmittelfindung anhand des bewährten Mittels Calcium carbonicum, dem Kalk:

Der homöopathische Arzt wird nach Durchführung einer homöopathischen Anamnese im Arzneimittelbild von Calcium carbonicum nachschauen, ob das Arzneibild dem Symptombild des Patienten ähnelt, und dann Calcium carbonicum in entsprechender Potenz verabreichen.

Der anthroposophische Arzt wird sich mit Calcium carbonicum

in seinen in der Natur vorkommenden Formen beschäftigt haben. Calcium carbonicum, Kalk, kommt zum Beispiel in der Austernschale vor. So wird der Arzt die Auster studiert haben und ihre ausgeprägte Schalenbildung. Sie hat nicht nur eine einfache Schale wie beispielsweise die Miesmuschel, sondern bildet Schalenschicht um Schalenschicht, Hülle um Hülle, um den besonders weichen Innenkern, der zudem die Fähigkeit hat, Verletzungen durch eingedrungene Fremdkörper zu umschließen und den eingedrungenen Fremdkörper in eine Perle zu verwandeln, ihn «einzuperlen», damit er «abperlen» kann. Außerdem findet sich die Auster in Wildform zum Beispiel an den Felsen der Atlantikküste der Bretagne mit ihrem extremen Tidenhub von bis zu vierzehn Metern und einer unglaublichen Brandung, die mit Wucht und Gebraus die Naturgewalten des Wassers und des Windes erfahrbar macht. Hier gelingt es der Auster, sich mit dem Felsen verbindend, Schale um Schale zu bilden, um ihren weichen Innenkern zu behaupten, zu leben und zu gedeihen. So nimmt der anthroposophische Arzt dieses Heilmittel, die Austernschale (Conchae), dann, wenn ein Patient starke äußere Belastungen hat, sich in einer schwierigen Lebenssituation unter extremen Bedingungen behaupten muss. Um dem Patienten diese Austernlebenskräfte zuzuführen, wählt er eine substanznahe Potenz, Conchae D6, ein bewährtes Heilmittel bei extremen seelischen oder körperlichen Lebensbedingungen.[77]

Zudem eröffnet sich bei der Frage nach der Medikamenteneinnahme auch der Bereich der körperlichen Erkrankungen wie Asthma, Diabetes, Schilddrüsenunterfunktion. Die Ursache Letzterer ist häufig eine Hashimoto-Thyreoiditis. Diese Autoimmunerkrankung ist bei Psychiatern bekannt, da bei dieser Erkrankung erfahrungsgemäß eher die Gabe von Psychopharmaka erforderlich ist, weil durch die Instabilität der Schilddrüsenorganfunktion sich die seelische Stabilität leichter erschüttern lässt.[78]

Hier sind beispielhaft nur wenige Erkrankungen genannt, ausführlicher finden sich die seelischen Symptome bei körperlichen Erkrankungen in Lehrbüchern der Psychosomatischen Medizin.[79]

Als Psychiater muss ich auch die Wirkungen und Nebenwirkungen bei Medikamenten zur Behandlung körperlicher Erkrankungen kennen oder im Arzneimittelbuch nachschlagen. Dafür habe ich die *Rote Liste*® griffbereit, einen dicken Wälzer, in dem alles, was die einzelnen Medikamente betrifft, aufgeführt ist.[80] Da findet sich manches Überraschende: Betablocker können die seelische Erlebnisfähigkeit beeinflussen, einzelne Antiphlogistika können depressiv machen, Cortison kann Manien auslösen, bestimmte Antibiotika können psychotische Symptome und Stimmungslabilität hervorrufen. Und: Antidepressiva können depressiv machen, Schlafmittel können Schlafstörungen hervorrufen! Das hängt damit zusammen, dass unser inneres Funktionsgleichgewicht in der Gesundheitssituation fein ausbalanciert, in der Erkrankungssituation in Schieflage ist und die Substanz, die ich zufüge, im Idealfall in die richtige Waagschale fällt, manchmal jedoch nicht. Insbesondere fein wahrnehmende, hochsensible Menschen spüren sehr gut die Schattenseiten von Medikamenten.

Älter werdende Menschen können von bisher problemlos vertragenen Medikamenten plötzlich erhebliche Nebenwirkungen entwickeln, aufgrund der im Alter sich verlangsamenden Stoffwechselvorgänge, sodass chemische Stoffe weniger schnell abgebaut werden und im Körper akkumulieren. Besserung einer seelischen Symptomatik durch Reduktion oder Absetzen von Medikamenten ist beim älteren Menschen keine Seltenheit, insbesondere dann, wenn akute Desorientiertheit wie beim medikamentös bedingten Delir vorliegt, was nicht immer einfach zu diagnostizieren ist.

Den Bereich der medikamentösen Behandlung ordne ich in der Systematik der Selbstkonstituierung der Stufe vier zu: «sich verbinden, verbunden werden», hier mit den heilsamen Kräften eines Medikaments und dem Entschluss, diese Hilfe anzunehmen.

4. Welche Krankheiten, Verletzungen, Unfälle, Operationen, Krankenhausaufenthalte haben Sie in Ihrem Leben gehabt?

Diese Frage ist deshalb wichtig, weil sie einen Gesamtüberblick über die Krankheiten verschafft, die der Patient in seinem bisherigen Leben erlitten und durchlitten hat. Ich muss unbedingt alle meine Empathiekräfte mobilisieren, um das zu erfassen, was in einzelnen Krankheiten, Operationen, Unfällen an seelischem Erleben und Erleiden für den Patienten anwesend war: häufige Krankenhausaufenthalte in der Kindheit wegen Bauchweh, Asthma mit Erstickungsanfällen, Phimosen-Operation, Brustvergrößerung, Autounfall als Beifahrer, bei dem der Fahrer starb, um nur einige zu nennen. Mit dieser Frage besteht die Möglichkeit, dem Patienten Mitgefühl («Ich kann mir vorstellen, was es für Sie bedeutet hat, das durchzustehen») oder Respekt und Anerkennung zu zeigen («Das zu bewältigen war sicher nicht leicht für Sie»).

Im Hinblick auf die Stufen der Selbstwerdung führt die Frage nach Erkrankungen in den Bereich der Sicherheit beziehungsweise des Einbruchs von Unsicherheit in Form von Erkrankung in ein bis dahin selbstverständliches Leben. So berührt diese Frage den Bereich: «sicher sein, geschützt sein», Stufe eins der Selbstwerdung.

5. Haben oder hatten Sie Gedanken an den Tod oder daran, sich selbst das Leben zu nehmen?

Oft leite ich diese Frage durch eine kleine Vorrede ein und sage, dass ich als Psychiater bestimmte Fragen eben stelle, die mir helfen, Einblick in das Ausmaß der seelischen Not zu bekommen. Ich bemühe mich beim Stellen dieser Frage selbst möglichst ruhig, offen und angstfrei zu sein. Das gelingt mir durch das Wissen, dass Todeserfahrungen und Todeswünsche Hinweise auf die Notwendigkeit für oder die Sehnsucht nach Wandlung, nach Auferstehung aus einer Niederlage bedeuten. Ich versuche die Frage so zu stellen, dass der Patient nicht denkt, er müsse sich für solche Gedanken oder Handlungen schämen, sondern dass ich Respekt vor ihm habe, wie er bisher gelebt und überlebt hat und gleichzeitig die Erfahrung in sich trägt, dass solche Gedanken und Handlungsimpulse überfallen und einnehmen, sich aber auch in neuen Lebensmut und Lebensimpulse wandeln können.

Auch bei dieser Frage wird die Stufe eins der Selbstwerdung berührt: «sich schützen und geschützt sein».

6. Was ist das Schlimmste in Ihrem Leben gewesen und wie haben Sie es überwunden?

Diese Frage berührt ebenfalls meist den Bereich Tod, die Todeszone. Der Begriff Todeszone stammt von Joseph Beuys:

«Ja, wir leben in einer Todeszone, und in dieser Todeszone wird überhaupt erst bewusst, wie Leben aussieht, mit anderen Worten, der Tod hält mich wach …, da ist ein innerer Widerspruch, aber es ist sehr mysteriös. Ich sage, dass ich aufwache, indem ich mit dem Tod ringe, doch beeinhaltet der Begriff des Aufwachens etwas Lebendiges. Der Tod ist ein Mittel, um das Bewusstsein zu entwickeln und zu einem höheren Leben vorzudringen: eines höheren Lebens, das ist wichtig.»[81]

Der Tod ist die Grenzlinie, die uns in unserem Daseinszustand grundlegend ändert. Tod des Vaters, der Schwester, des Kindes sind häufige Antworten. Oft kommt aber auch die Antwort: «Das, was jetzt ist.» Wenn die jetzige Situation das Schlimmste ist, was der Patient bisher erlebt hat, kann es günstig sein, wenn ich signalisiere, dass ich es verstanden habe und sage: «Gut, dass Sie mir das so deutlich sagen.»

Auch beim Stellen dieser Frage und beim Entgegennehmen der Antworten bleibe ich ruhig und aufmerksam. Dadurch signalisiere ich dem Patienten, dass ich in der Lage bin, erst mal zuzuhören und das Geschehene dann in meinen eigenen inneren Raum aufzunehmen, in meine Professionalität und Erfahrung mit seelischen Extremsituationen.

Hierzu eine schöne Anekdote von Klaus Dörner aus *Irren ist menschlich:*[82]

«Die Geschichte der Frau aus Verl: ‹Also wissen Sie, wenn es mir schlecht geht, traue ich mich meist nicht, darüber zu sprechen.› – ‹Warum nicht?› – ‹Aus Angst, der andere könnte mir helfen wollen!› – ‹Was wünschen Sie sich denn stattdessen?› – ‹Ich wünsche mir einen anderen, von dem ich sicher sein kann, dass er mir unendlich lange zuhört, damit ich so lange reden kann, bis ich selbst wieder weiß, was los ist und was ich zu tun habe.›»

Nachdem ich lange Zeit immer nur die Frage nach «dem Schlimmsten» gestellt habe, ergänze ich diese Frage nun durch den Zusatz: «… und wie haben Sie es überwunden?» Dies soll den Raum für ein prozessuales Denken und Erleben öffnen, um nicht beim Schrecklichen erstarrt stehen zu bleiben. Manchmal kommt aber darauf die Antwort: «Ich habe es noch gar nicht überwunden!»

Somit berührt diese Frage auf dem Weg der Selbstwerdung des Ich den Bereich Sicherheit beziehungsweise Einbruch in oder Verlust der Sicherheit durch schwere Schicksalsereignisse, in der Systematik der sieben Schritte eine Bedrohung von Schritt eins: «sich schützen und geschützt sein». Durch die Ergänzung mit der Frage nach der Überwindung wird der Bereich des vierten Schrittes angesprochen: nicht stehen bleiben, sondern eine Verbindung schaffen.

7. Wer sind Ihre nahestehenden Menschen und wie geht es denen?

Diese Frage folgt direkt nach der Frage nach «dem Schlimmsten in Ihrem Leben», also nach dem maximalen Trauma oder den Traumata. Gute soziale Einbindung in Familie oder den Freundeskreis sind «die Rettung» in seelischen Extremsituationen, ihr Fehlen ist gravierend. Immer frage ich nach Eltern, Geschwistern oder Kindern, wenn sie bei der Aufzählung der nahestehenden Menschen nicht erwähnt werden. Dadurch treten die meist vorhandenen familiären Konfliktkonstellationen zutage, auch diese nehme ich wahrnehmend und offen zur Kenntnis. Einmal antwortete ein Patient auf diese Frage nach den nahestehenden Menschen mit: «Mein Hund.» – Das ist nicht so selten, dass Menschen unter tatsächlicher oder aber auch innerer Einsamkeit leiden.

Die Frage berührt den Bereich der Verbindung mit anderen Menschen, «sich verbinden oder verbunden sein», Schritt vier im Rahmen der Selbstwerdung. Aber auch der Bereich des Sich-Liebens oder Geliebt-Werdens, Schritt sieben, wird damit angesprochen.

8. Was machen Sie gern und was tut Ihnen gut?

Es ist die Frage nach den Ressourcen, den Quellen der Kraft (franz.: source). Nicht selten kommt die Antwort: «Nichts.» – Dann frage ich nach, ob es früher etwas gegeben hat, und nehme die Antwort aufmerksam entgegen, da im weiteren Behandlungsverlauf im günstigen Fall daran angeknüpft werden kann.

Guttun, gerne machen: Das ist in der Systematik der Selbstwerdung des Ich die Stufe zwei: «sich wohltun und sich wohltun lassen».

9. Was tun Sie für Ihre Gesundheit oder was wäre gut zu tun?

Wenn die Antwort «nichts» lautet, frage ich nach, was gut wäre, für die Gesundheit zu tun. Oft kommt auf die Frage nach den Gesundheitsaktivitäten die Antwort: «Ich versuche mich gesund zu ernähren und mache Sport, wenn ich mich dazu aufraffen kann.» Diese Standardantwort nehme ich innerlich schmunzelnd zur Kenntnis. Die Vorsorgeprogramme in unserer westlichen Zivilisation haben Erfolg gehabt, sie haben im Bewusstsein verankert, dass gesunde Ernährung und körperliche Fitness wichtig sind. Selten kommt die Antwort: «Ich meditiere» oder «Ich gehe einen inneren Weg». Über diese Antworten freue ich mich besonders, da sie ausdrücken, dass dieser Mensch ein Bewusstsein für die Bedeutung seelisch-geistiger Übung hat. Der Leib braucht Leibesübungen, die Seele Seelenübungen. Aber diese Antworten kommen tatsächlich sehr selten, sodass ich die Standardantworten zu gesunder Ernährung und Sport häufig lobend kommentiere und dann nur manchmal ergänze, dass es zur Erlangung und Bewahrung seelischer Gesundheit ebenfalls eines täglichen Trainings, nämlich von Seelenfähigkeiten, bedarf, die Bestandteil eines therapeutischen Weges sind.[83]

Diese Frage berührt zum einen die Stufe fünf der Selbstwerdung: einen Weg gehen, sein Denken, Fühlen und Wollen erkennen. Zum anderen ist damit verknüpft die Stufe sechs: «Selbsterkenntnis erlangen, sich selbst führen lernen».

10. Haben oder hatten Sie Schwierigkeiten mit Ihrer Sexualität?

Diese Frage ist heikel, ist intim, ich habe sie vor nicht allzu langer Zeit in meine Orientierungsfragen beim Erstgespräch aufgenommen. Dies einerseits angesichts der Vielzahl von sexuellen Übergriffen, von sexuellem Missbrauch und sexueller Gewalt, die sich bei Patientinnen und Patienten in der psychiatrisch-psychotherapeutischen Sprechstunde findet. Zahlen der Statistik sind erschreckend, bilden aber die Realität ab, die ich täglich erlebe. Dies ist die dunkle Seite der Sexualität, die mit Macht, Gewalt, manchmal Geld, manchmal Sucht, manchmal Abhängigkeit, manchmal Unglück, manchmal Einsamkeit und manchmal mit tiefen Identitätsfragen verknüpft ist.

Auch Krankheit kann sexuelles Erleben und Erlebnisfähigkeit verändern, nahezu immer bei Depressionen, aber natürlich auch bei anderen, wie Zwängen, Ängsten und Suchterkrankungen. Körperliche Erkrankungen wie zum Beispiel Diabetes können diesen Bereich beeinträchtigen. Häufig treten Störungen auch im Rahmen einer Psychopharmakotherapie auf, insbesondere bei Serotoninwiederaufnahmehemmern. Deren distanzierend und emotional unempfindlich machende Wirkung führt häufig zu Nebenwirkungen in diesem Bereich. Ähnliches gilt für Neuroleptika, die andere große Gruppe der häufig eingesetzten Psychopharmaka. Aber auch internistische oder neurologische Medikamente, insbesondere blutdrucksenkende Mittel und Antiepileptika, verändern das fluktuierende Gleichgewicht zwischen Spannung und Entspannung, Anstrengung und Loslassenkönnen, Verlangen und Genießen.

Neben diesen krankheitsbedingten oder medikamentös bedingten Schwierigkeiten im Erleben und Ausüben von Sexualität können Antworten auf die Frage: «Haben oder hatten Sie Schwierigkeiten mit Ihrer Sexualität?» auch lange bestehende, tiefer liegende Identitätsprobleme in der sexuellen Orientierung, lange bestehende Ängste, die sich in körperlicher Enge oder seelischer Unansprechbarkeit zeigen, zur Sprache bringen.

Von dieser Frage nicht berührt ist die helle Seite der Sexualität. Wenn in diesem Bereich Natürlichkeit, Freude, Erfüllung gelebt werden kann, werden die oder der Betreffende die Frage nach Schwierigkeiten in diesem Bereich einfach mit «Nein» beantworten.

Auch wenn die Antwort auf diese Frage im Erstgespräch «Nein» lautet, und mit diesem Nein ich als Fragender nicht mehr weiter nachfrage, ist diese Frage doch ein Signal an die Patientin oder den Patienten, dass dieser großer Bereich des Glücks oder des Leides Thema ist oder Thema sein kann im Zusammenhang mit der seelischen Not, die zum Aufsuchen eines Psychiaters und Psychotherapeuten führt. In besonderer Weise zeigt sich bei Sexualität der Zusammenklang und das Wechselspiel zwischen Leib, Seele und Geist, deren Verbindung und Lösung, einschließlich der Verbindung und Lösung in der sexuellen Handlung mit der Partnerin oder dem Partner.

Im Rahmen des Konzepts der Selbstwerdung berührt diese Frage sowohl den Schritt sieben: «sich lieben und geliebt werden» als auch den Schritt zwei: «sich wohltun und sich wohltun lassen». Aber auch die anderen Bereiche: abgrenzen, einen Weg gehen, sich selbst erkennen, sich selbst führen, sich selbst erheben, klingen hierbei an, sodass ich beim Stellen dieser Frage nach Sexualität selbst einen möglichst großen, inneren Raum in mir öffne, um Antworten in diesem intimen, schambesetzten Bereich voller Versagensängste, Zurückweisungen, auch von Erniedrigungen die erforderliche Wahrnehmung und Entlastung geben zu können.

11. Haben oder hatten Sie Probleme mit Alkohol, Zigaretten, Kaffee, Drogen und wie viel Zeit verbringen Sie mit Computerspielen oder im Internet?

Diese Frage nach den stofflichen und nichtstofflichen Fluchtwegen aus der Last der Daseinsbewältigung stelle ich in der innerlichen Haltung von Interesse und menschlichem Verständnis, wissend, dass es in bestimmten Lebensumständen nicht leicht ist, «die Realität nüchtern zu ertragen», also Lebenssituationen, so wie sie sind, anschauen und aushalten zu können.

Jede Form von Rausch ist eine willentlich herbeigeführte Form von Dissoziation – und Dissoziation eine Form der Traumabewältigung. Warum?

> Unter Extrembelastung oder in anhaltenden Bedrohungssituationen kann es zu extremen Stressreaktionen kommen, die zu Veränderungen der Informationsverarbeitung im Gehirn führen. Durch diese veränderte Informationsverarbeitung können normalerweise zusammengehörige mentale Inhalte nicht miteinander in Zusammenhang gebracht werden, sondern bleiben weitgehend unverarbeitet nebeneinander stehen. Die Folge sind Erinnerungslücken oder Entfremdungsgefühle in Bezug auf die eigene Person oder die Umgebung. Als Sofortreaktion auf sehr belastende oder traumatische Erlebnisse ermöglichen sie, wie automatisiert zu reagieren oder das Erleben nicht mit der eigenen Person in Verbindung zu bringen. Die Situation wird so wahrgenommen, als passiere das gerade jemand anderem. Im weiteren günstigen Verlauf nimmt die Stressreaktion ab und das Gehirn versucht, das Erlebnis zu verarbeiten. Gelingt die psychische Verarbeitung des Erlebnisses nicht oder kommt es zu weiteren Extrembelastungen, können sich chronisch dissoziative Symptome und Störungen entwickeln. Beim Vollbild einer posttraumatischen Belastungsstörung, PTBS, kommt es zu wiederholtem Durchleben der traumatischen Situation durch sich aufdrängende Gedanken, Intrusionen oder Flashbacks als plötzlich auftretende albtraumartige Bilder des Ereignisses, so, als ob das Geschehene erneut durchlebt wird.

Der Zustand vegetativer Übererregung, Hyperarousal, mit Schlafstörungen, Reizbarkeit, Schreckhaftigkeit, Zittern, Ängsten und Konzentrationsstörungen kann zum Verlangen nach Rausch, nach «dicht sein», führen. Deshalb ist bei einem übermäßigen Substanzkonsum oder anderen Formen des «Wegtretens aus der Realität» wie Spielsucht immer die Frage nach der Ursache der hohen inneren Spannung zu stellen.

> Menschen mit posttraumatischer Belastungsstörung vermeiden Situationen, die in irgendeiner Form an das Trauma erinnern könnten. Dies führt zu Rückzug aus dem sozialen Leben, Interessensverlust an Dingen, die vorher Freude bereitet haben, Gleichgültigkeit, Lustlosigkeit und Teilnahmslosigkeit. Suizidgedanken sowie Entfremdungsgefühle, Depersonalisation und körperliche Beschwerden ohne eine organische Ursache, Somatisierung, können entstehen.

Die Frage nach Fluchtwegen gibt mir einen Einblick in die inneren Kräfte des Menschen. Menschen mit Suchtproblemen sind oft Menschen, die wenig Rückhalt und Stärkung in Kindheit und Jugend erfahren haben. Auch gibt mir die Frage Hinweise darauf, zu wie viel «fest in der Welt sein können» dieser Mensch in der Lage ist, ebenso wie «fest in sich selbst» und wie «gut bei sich selbst» dieser Mensch ist. Suchtstoffe oder Suchthandlungen setzen sich an die Stelle, wo der ichhafte Wille, also die Impulse, die ich aus meinem «höheren» Ich empfangen kann, seinen Platz hat und auch einnehmen soll.

Die Scham von Menschen, sich als süchtig zu bekennen, dies gilt auch für Computerspiel- und Internetsucht, rührt daher, dass jeder süchtige Mensch sich in klaren Momenten bewusst wird, wie weit er durch das Unterworfensein der Sucht hinter seinen tieferen, inneren Impulsen zurückbleibt und notwendige Lebens- oder Bewusstseinsschritte nicht gehen kann.

Sucht berührt den Schritt sechs der Selbstwerdung, die Selbsterkenntnis, das Ertragen oder Nicht-ertragen-Können dessen, was in meiner Seele lebt.

12. Was sind Ihre Sorgen und was sind Ihre Wünsche?

Mit dieser letzten Frage will ich dem Patienten die Bereitschaft von mir zeigen, alles das und insbesondere das, was ihn am meisten quält, entgegenzunehmen, und das mir Mögliche tun, um ihn bei seinen Bemühungen, mehr innere Freiheit und mehr Fähigkeiten zur Lebensgestaltung zu erlangen, zu unterstützen. Oft sind Sorgen in Gesamtumständen begründet und dürfen ihren Platz haben, manchmal lassen sie sich in Hoffnung, Zuversicht und mitmenschliche Liebesfähigkeit wandeln.

Bei dieser Frage sind beide, Sorgen und Wünsche, angesprochen. Häufig werden zunächst die Sorgen genannt: «Ich befürchte, dass alles immer schlimmer wird.» – Und dann als Wunsch: «Ich wünsche mir, dass ich aus diesem Schlamassel herauskomme.» – So wird das Quälende, die Sorgen, aufgehoben in den Wunsch, die Hoffnung. Aufgehoben im hegelschen Sinn: bewahrt, auf eine höhere Ebene gebracht und durch Verwandlung beendet.

Sorgen und Wünsche sind in der dritten Stufe der Selbstwerdung verortet: «sich verdunkeln und verdunkelt werden» und dem Gegenteil dessen: «sich erhellen und erhellt werden».

In meine zwölf Orientierungsfragen sind eingearbeitet:

- Die sieben Schritte der inneren Weiterentwicklung in Form der Selbstwerdung des Ich, wie sie aus Goethes *Märchen* herausgearbeitet wurden.
- Die drei Ebenen der Ich-Anwesenheit: im alltäglichen Wachzustand, im nächtlichen Schlafzustand und im Ewigkeitsraum der Unsterblichkeit.
- Die vier Säulen, auf denen unsere seelische Stabilität ruht: Heimat, Arbeit, Beziehung zu nahestehenden Menschen und die Beziehung zu sich selbst.

Psychotherapeutische Vorgehensweise als Gesamtstruktur

Wenn eine Patientin oder ein Patient erstmals in meine Sprechstunde kommt, stelle ich die oben genannten Orientierungsfragen, um mir einen Überblick über die Gesamtsituation zu verschaffen. Dadurch wird meist deutlich, was anliegt, was zu tun und was der nächste Schritt ist.

Wenn zum Beispiel ausgeprägte Schlafstörungen bestehen, rate ich zu einer medikamentösen Behandlung, wenn bisher nicht schon andere schlafhygienische Maßnahmen, die an erster Stelle stehen, durchgeführt wurden. Denn unsere Kräfte und Impulse schöpfen wir aus dem Schlaf, und wer nicht oder nicht lange genug oder schlecht schlafen kann, kann keine Kräfte schöpfen, um seine Probleme lösen zu können. Es gilt hier der bewährte psychiatrische Grundsatz: «Probleme muss man lösen, Krankheit muss man behandeln», was heißt: Zur Problemlösung braucht man Kräfte, die gegebenenfalls durch medikamentöse Behandlung oder Psychotherapie erst wieder aufgebaut werden müssen, damit sie zur Problemlösung zur Verfügung stehen.

Meist wird bereits im Erstgespräch erkennbar, ob beratende oder stützende Gespräche bei einer Akutsituation erforderlich sind oder eine längere Begleitung bei fundamentaleren Konflikten.

Falls es sich zeigt, dass es sich um eine komplexe Situation handelt, die regelmäßige und intensivere Gespräche zur Klärung, Ordnung und Behandlung der Zusammenhänge und zur Anregung von innerer Weiterentwicklung bedarf, biete ich ein zweites Orientierungsgespräch an, da ich selbst etwas Zeit benötige, um mir zu den ersten Schilderungen des Patienten Gedanken zu machen und zu überlegen, was ich von meiner Seite zur Weiterentwicklung beitragen kann. Den Patienten bitte ich, bis dahin zu überlegen und zu prüfen, ob er in mir einen Menschen sehen kann, dem er die Fähigkeiten zutraut, ihm in seiner schwierigen

Lebenssituation oder in seiner krankheitsbedingten Einengung beistehen zu können.

Meist wird dies meinerseits und von Patientenseite im zweiten Gespräch klar.

Falls die Entscheidung für die Durchführung einer psychotherapeutischen Arbeit von beiden Seiten positiv bejaht wird, kann nach Terminfindung eine regelmäßige wöchentliche Gesprächsarbeit beginnen.

Anthroposophie-basierte Psychotherapie, Tiefenpsychologie, Verhaltenstherapie und EMDR in meiner Version

Im Rahmen meiner Facharztausbildung in Psychiatrie und Psychotherapie habe ich als psychotherapeutisches Hauptverfahren Tiefenpsychologie gewählt und im Zweitverfahren Verhaltenstherapie. Später habe ich mich dann, da ich in der Praxis zunehmend mit psychotraumatologischen Situationen konfrontiert war, in der Technik des EMDR[84] qualifiziert und bin bei den Berufsgenossenschaften für die Behandlung von posttraumatischen Störungen nach Arbeitsunfällen zugelassen.

Im Rahmen meiner Ausbildung zum anthroposophischen Arzt und Psychotherapeuten habe ich einen Weg beschritten, der über das Studium der Schriften und Vorträge Rudolf Steiners und anderer zu einem meditativen Erkenntnisweg und eigener Erarbeitung von Krankheitsverständnis und therapeutischen Vorgehensweisen in der Praxis führt.

Meine psychotherapeutische Behandlung beginne ich mit der strukturierten tiefenpsychologischen Vorgehensweise. Die tiefenpsychologische Richtlinienpsychotherapie fordert als ersten Schritt einen Blick auf die Menschen, die in Kindheit und Jugendzeit von außen prägend waren, in der Regel Großeltern, Eltern und Geschwister. Diese werden, so ist es auch für die Stellung des Antrages zur Kostenübernahme einer psychotherapeutischen Behandlung bei den Krankenkassen erforderlich, der Reihe nach aufgerufen, beginnend mit Großvater väterlicherseits, dann Großmutter väterlicherseits, dann die mütterlichen Großeltern, dann Vater, dann Mutter, dann Geschwister und möglicherweise andere nahestehende Menschen in Kindheit und Jugendzeit. Bei jedem Aufgerufenen geht es zum einem um dessen Lebensdaten, zum Zweiten um dessen Tätigkeiten oder Erlebnisse, die der Patient erinnert, und zum Dritten um die zu ihm bestehende emotionale Bindung.

Als zweiter Schritt der tiefenpsychologischen Richtlinienpsychotherapie erfolgt die Darstellung der eigenen Lebensgeschichte des Patienten mit besonderem Augenmerk darauf, welche inneren Impulse sich auf welche Weise verwirklichen oder nicht verwirklichen konnten. Den Prägungen von außen werden also die inneren Impulse hinzugestellt.

Als dritter Teil meiner psychotherapeutischen Behandlung schließt sich eine Sichtung der traumatischen Erlebnisse an im Hinblick darauf, wie viel Druck und Belastung von früheren traumatischen Erlebnissen heute aktualisiert werden kann. Bei diesem Teil der Anamneseerhebung orientiere ich mich an der Art der Anamneseerhebung des EMDR-Verfahrens.

Nach diesen vorbereitenden Schritten mit Sichtung:

- der Familiengeschichte und Prägungen von außen,
- der Lebensgeschichte im Hinblick darauf, wie sich die eigenen inneren Impulse in den Lebensphasen verwirklichen oder nicht verwirklichen konnten und
- der Auflistung der Belastungen in Hinblick auf davon ausgehenden anhaltenden innerseelischen Druck

kann ein der Situation entsprechender therapeutischer Weg gegangen werden.

Dieser Weg führt zum einen über eine Erkenntnis der psychodynamischen Zusammenhänge und die Wirkungen der Prägungen von außen, dieser Weg ist der tiefenpsychologische Weg.

Zum Zweiten kann ein Training von Fähigkeiten erforderlich sein, die im kognitiven Bereich (Gedankenführung, Positivität), im emotionalen Bereich (innerlich Abstand nehmen lernen) und im Bereich der Willensimpulse (eigene Willensimpulse fassen und umsetzen lernen) mehr Freiheit und Gestaltungsmöglichkeiten vermitteln, wobei das Training einer weiteren Fähigkeit, die Unbefangenheit als ein sich kognitiv, emotional und intentionales Freimachen von bisherigen Strukturen, einen wesentlichen Raum für Neuentwicklung schafft. Hierbei orientiere ich mich an den «six steps in self-development» oder den «Nebenübungen» Rudolf Steiners.[85]

Dieser Teil der Behandlung ist in gewissem Sinne auch die Vorgehensweise der Verhaltenstherapie.

Die dritte therapeutische Vorgehensweise ist die Reduktion von seelischer Anspannung und Druck, die durch frühere Traumata erzeugt und durch entsprechende Trigger aktiviert werden kann.

Dies ist ein Weg, den die EMDR-Methode in ihrer Vorgehensweise über das Training eines «sicheren Ortes», Distanzierungstechniken, Sichtung der durch Traumata ausgelösten Kognitionen und deren Gegenbilder und -sätze und Aufdeckung der mit Traumata zusammenhängenden Körpergefühlen vorgibt.

Dieser therapeutische Weg, hier nur kurz skizziert, beinhaltet einerseits Erkenntnisarbeit, zweitens Trainingsarbeit und drittens Belastungsreduktion.

Durch diese drei, natürlich sind auch andere Vorgehensweisen möglich, soll ein innerer Raum geschaffen und der in jedem Menschen sich befindende innere Raum gesichtet, gereinigt und von Unangemessenem und Unzeitgemäßem befreit werden.

Gleichzeitig behalte ich bei dieser Vorgehensweise die sieben Schritte zur Selbstwerdung als Metaebene der Ganzheitlichkeit im Blick, die auf ihre Weise dazu dient, das angestrebte Ziel der seelischen Befreiung und Weiterentwicklung durch ein gutes, für den Patienten nachvollziehbares strukturelles Vorgehen zu erreichen.

Die Systematik einer Anthroposophie-basierten Psychotherapie kann in Kürze mit folgenden Sätzen charakterisiert werden:

> Die Anthroposophie-basierte Psychotherapie ist eine Vorgehensweise, die, einbeziehend die Wirksamkeit von Weltenkräften, das Ich des Menschen durch die Erfahrung von Selbstkonstituierung befreit.

6 WOHIN WEITER?

Arbeitsimpulse

Zum Abschluss meiner Ausführungen sei zurückgeblickt auf den Ausgangspunkt.

Auf der Suche nach einer Gesamtstruktur einer aufbauenden psychotherapeutischen Vorgehensweise entdeckte ich den siebenstufigen Entwicklungsweg zur Selbstwerdung in Goethes *Märchen von der grünen Schlange und der schönen Lilie.*

Über die dort dargestellten sieben Schritte ergab sich eine Verbindung mit den sieben Planetenkräften der Planeten im geozentrischen ptolemäischen Weltbild.

Aus den Geschehnissen in diesem Märchen konnte ich eine Vorgehensweise und eine Gesamtgestalt eines psychotherapeutischen Prozesses herauslesen, die ich zu einer Metaebene der inneren Weiterentwicklung ausgearbeit und anhand von Kasuistiken dargestellt habe, die ich aus meiner alltäglichen Arbeit in meiner Praxis für Psychiatrie und Psychotherapie herausgegriffen habe. Diesem Entwicklungsweg gab ich den Namen: «Selbstwerdung des Ich».

Es wird sich im weiteren Lebensweg dieser Gedanken zeigen, ob sie lebensfähig sind und sich als Ansatzpunkt einer Anthroposophie-basierten Psychotherapie bewähren.

Der dargestellte Entwicklungsweg der Selbstwerdung ist keine absolut alternative Behandlungsform zu gängigen und bewährten psychotherapeutischen Techniken. Im Gegenteil: Jede Technik hat ihren Stellenwert im jeweiligen therapeutischen Konzept.

Die hier beschriebene Vorgehensweise ist ein integrativer Behandlungsansatz, basierend auf Anthroposophie, der ein strukturelles Vorgehen in einer psychotherapeutischen Behandlung ermöglicht, die den Menschen als Mikrokosmos in Zusammenhang mit seinen eigenen seelischen Gesetzmäßigkeiten und Dynamiken erfasst und zudem, sonst wäre sie keine anthroposophische Vorgehensweise, die Weltenkräfte des Makrokosmos einbezieht.

Die Darstellung der Gesamtstruktur als Systematik und Methodik einer Anthroposophie-basierten Psychotherapie ist Gegenstand einer weiteren umfassenden Arbeit, die noch zu tun ist. Dafür ist es an der Zeit.

Es würde mich freuen, wenn die von mir aus Goethes *Märchen* herausgelesenen sieben Schritte der Selbstkonstituierung auf Interesse stoßen und meine Ausführungen dazu anregen, sie als Orientierung in der täglichen psychotherapeutischen Arbeit zu nehmen.

Für mich haben sie sich als hilfreich bewährt, je mehr ich damit arbeite und mich darin trainiere, in dieser Weise die Entwicklungsstufen im therapeutischen Prozess zu sehen. Meine Erfahrung ist, dass die Einbeziehung dieser Metaebene der Selbstkonstituierung die Orientierung für Therapeut und Patient gleichermaßen erleichtert, indem sie die Gesamtgestalt eines Entwicklungsweges erkennbar macht.

Wenn durch meine Ausführungen die Mühseligkeiten eines selbst begangenen Weges der inneren Weiterentwicklung sowie auch die Beanspruchungen im psychotherapeutischen Alltag etwas erleichtert werden können, hat das Buch sein Ziel erreicht.

Danksagung

Mein Dank geht an Yara Mellin, Dresden, und Louis Heinrich Wulf, Ötisheim, die nach kritischer Durchsicht des ersten Manuskripts viele wertvolle Anregungen zur Weiterentwicklung gaben, sowie an Roland Wiese, Horstedt, und Tobias Becker, Freiburg, die als erste Testleser durch die Windungen meiner Ausführungen kurvten und mich auf Unebenheiten und zu enge Kurven in der Gedankenführung aufmerksam machten.

Im Weiteren an Vera Kattermann, Berlin, die entscheidende Hinweise für die Gesamtgestalt des Buches gab, und Gudrun Gebert-Hirsch, die maßgeblich zur Titelfindung des Buchs verhalf.

Zu guter Letzt danke ich Markus Treichler, Filderstadt, für unsere inspirierenden Gespräche im Umkreis der Anthroposophie-basierten Psychotherapie. Zusammen haben wir, organisiert durch die Deutsche Gesellschaft für Anthroposophische Psychotherapie (DtGAP), einen Fortbildungskurs Anthroposophie-basierte Psychotherapie erarbeitet und durchgeführt. Ein zugehöriges Lehrbuch ist derzeit im Entstehen.

Anmerkungen

1 Johann Wolfgang Goethe, *Das Märchen von der grünen Schlange und der schönen Lilie*, hrsg. von Jean-Claude Lin, Verlag Freies Geistesleben, Stuttgart [13]2011, Seite 58.

2 *Das Märchen* ist die letzte Erzählung aus Goethes Novellenzyklus *Unterhaltungen deutscher Ausgewanderten* von 1795, zuerst erschienen in der von Schiller herausgegebenen Zeitschrift *Die Horen*.

3 *Anthroposophie-basierte Psychotherapie* (AbP) ist ein Konzept für eine Psychotherapie, das auf der anthroposophischen Anthropologie (Menschenkunde) und Psychologie beruht. In Systemoffenheit integriert es andere philosophische und psychologische Ausrichtungen. Die darauf aufbauende Psychotherapie richtet sich in Methodenvielfalt insbesondere auf die innere Haltung des Menschen zu sich selbst, zur Mit- und Umwelt sowie zur Spiritualität.

4 Rudolf Steiner, *Anweisungen für eine esoterische Schulung*, Rudolf Steiner Verlag, Dornach 1993, Seite 85.

5 Johann Wolfgang Goethe, *Das Märchen von der grünen Schlange und der schönen Lilie*, hrsg. von Jean-Claude Lin, Verlag Freies Geistesleben, Stuttgart [13]2011. Mit einem Aufsatz Rudolf Steiners über Goethes Geistesart in ihrer Offenbarung durch sein *Märchen* und einer Einleitung von Jean-Claude Lin. Alle Seitenangaben für Zitate aus Goethes *Märchen* sind dieser Ausgabe entnommen.

6 Friedrich Schiller, *Über die ästhetische Erziehung des Menschen*, hrsg. von Jean-Claude Lin, Verlag Freies Geistesleben, Stuttgart [6]2018.

7 Rüdiger Safranski, *Goethe & Schiller. Geschichte einer Freundschaft*, Hanser, München 2009.

8 Johann Wolfgang von Goethe, *Unterhaltungen deutscher Ausgewanderten*, Insel, Frankfurt a. M. 1995.

9 Katharina Mommsen (Hrsg.), *Goethe Märchen*, Insel, Frankfurt a. M. 1998.

10 Rudolf Steiner, *Goethes Offenbarung in seinem Märchen von der grünen Schlange und der schönen Lilie,* Rudolf Steiner Verlag, Dornach 1999, hier auch die Zusammenhänge zwischen Goethes *Märchen* und Steiners *Die Pforte der Einweihung.*

11 Joseph Beuys (geb. 12. Mai 1921 in Krefeld, gest. 23. Januar 1986 in Düsseldorf), Aktionskünstler, Bildhauer, Zeichner, Kunsttheoretiker und Professor an der Kunstakademie Düsseldorf, setzte sich in seinem umfangreichen Werk mit Fragen des Humanismus, der Sozialphilosophie und Anthroposophie auseinander. Dies führte zu seiner spezifischen Definition eines «erweiterten Kunstbegriffs» und zur Konzeption der Sozialen Plastik als Gesamtkunstwerk, indem er Ende der 1970er-Jahre ein kreatives Mitgestalten an der Gesellschaft und in der Politik forderte.

12 Albert Camus, *Der Mythos des Sisyphos*, Rowohlt, Reinbek [6]2004.

13 Johann Wolfgang von Goethe, *Werke.* Hamburger Ausgabe in vierzehn Bänden, (HA), hrsg. von Erich Trunz, Band XII, *Schriften zur Kunst und Literatur. Maximen und Reflexionen*, dtv, München 2000, Seite 498.

14 Johann Gottfried Herder, «Lilith und Eva» in: *Die Bibel in den Worten der Dichter*, hrsg. von Bertram Kircher, Herder, Freiburg [2]2007, Seite 37 f.

15 Johann Wolfgang von Goethe, *Faust. Erster Teil*, «Walpurgisnacht» in: ders., *Werke.* Hamburger Ausgabe in vierzehn Bänden, (HA), hrsg. von Erich Trunz, Band III, *Dramatische Dichtungen I*, dtv, München 2000, Seite 129, Zeilen 4118 ff.

16 Johann Wolfgang Goethe, *Das Märchen von der grünen Schlange*

und der schönen Lilie, hrsg. von Jean-Claude Lin, Verlag Freies Geistesleben, Stuttgart [13]2011, Seite 42 f.

17 Ebenda, Seite 43. In diesem Ausdruck zeigt sich die poetische Sprachkraft Goethes par excellence.

18 Ebenda, Seite 43 f.

19 Albert Einstein (1879–1955) zugeschrieben.

20 Siehe Anmerkung 13.

21 Johann Wolfgang Goethe, *Das Märchen von der grünen Schlange und der schönen Lilie*, hrsg. von Jean-Claude Lin, Verlag Freies Geistesleben, Stuttgart [13]2011, Seite 46.

22 Ebenda, Seite 45 f.

23 Ebenda, Seite 47 ff.

24 Ebenda, Seite 50.

25 Ebenda.

26 In der Übersetzung von Martin Buber/Franz Rosenzweig, *Die fünf Bücher der Weisung. Das Buch Im Anfang*, Lambert Schneider, Heidelberg [10]1981, Seite 15.

27 *Das Neue Testament. Übersetzt und Einführung von Emil Bock*, Urachhaus; Stuttgart [4]1992, Seite 634, Offenbarung Johannes 2.7

28 Martin Buber/Franz Rosenzweig, *Die fünf Bücher der Weisung. Das Buch Im Anfang*, Lambert Schneider, Heidelberg [10]1981, Seite 9.

29 Werner Heisenberg (1901–1976), *Der Teil und das Ganze – Gespräche im Umkreis der Atomphysik*, Piper, München 1969. Ein Buch mit autobiografischen Zügen, in dem Heisenberg durch die Wiedergabe vieler von ihm, insbesondere mit Niels Bohr, Wolfgang Pauli, Albert Einstein und Carl Friedrich von Weizsäcker geführter Gespräche die Entwicklung der Quantenmechanik und Atomphysik nachzeichnet und dabei auch die damit zusammenhängenden philosophischen, religiösen und politischen Themen erörtert. Für die Begründung der Quantenmechanik wurde er 1932 mit dem Nobelpreis für Physik ausgezeichnet.

30 Johann Wolfgang von Goethe, «Epirrhema» in: ders., *Werke.* Hamburger Ausgabe in vierzehn Bänden, (HA), hrsg. von Erich Trunz, Band I, *Gedichte und Epen I,* dtv, München 2000, Seite 358.

31 Walter Johannes Stein, *Weltgeschichte im Lichte des Heiligen Gral,* Mellinger Verlag, Stuttgart [4]1986, Seite 13 ff.

32 Johann Wolfgang Goethe, *Das Märchen von der grünen Schlange und der schönen Lilie,* hrsg. von Jean-Claude Lin, Verlag Freies Geistesleben, Stuttgart [13]2011, Seite 51 ff.

33 Ebenda, Seite 57.

34 Vgl. Walter Johannes Stein, *Weltgeschichte im Lichte des Heiligen Gral,* Mellinger Verlag, Stuttgart [4]1986, Seite 121 ff.

35 Johann Wolfgang Goethe, *Das Märchen von der grünen Schlange und der schönen Lilie,* hrsg. von Jean-Claude Lin, Verlag Freies Geistesleben, Stuttgart [13]2011, Seite 57 f.

36 «Mensch werden ist eine Kunst.» – Novalis (Georg Philipp Friedrich von Hardenberg; 1772–1801), *Poeticismen.*

37 «Hoffnung ist die Orientierung des Geistes, Orientierung des Herzens, die die unmittelbar gelebte Welt übersteigt und irgendwo in der Ferne verankert ist, hinter ihren Grenzen … Hoffnung ist eben nicht Optimismus, es ist nicht die Überzeugung, dass etwas gut ausgeht, sondern die Gewissheit, dass etwas Sinn hat, ohne Rücksicht darauf, wie es ausgeht. Ich denke also, dass wir die tiefste und wichtigste Hoffnung, die einzige, die uns trotz allem an der Oberfläche zu halten, zu guten Taten anzuhalten imstande ist, von anderswo hernehmen. Und diese Hoffnung vor allen Dingen ist es auch, die uns die Kraft gibt, zu leben und es immer wieder aufs Neue zu versuchen, seien die Bedingungen äußerlich noch so hoffnungslos.» Václav Havel (1936–2011), tschechischer Dramatiker, Essayist, Menschenrechtler und Politiker.

38 Beim Orakel von Delphi, einer Weissagungsstätte des antiken

Griechenlands, waren am Eingang des Tempels die Inschriften angebracht: «Erkenne dich selbst», «Alles in Maßen», und eine dritte, «Du bist!», also: Bejahe deine Existenz.

39 «O Herr, mache mich zum Werkzeug deines Friedens, dass ich liebe, wo man sich hasst, dass ich verzeihe, wo man sich beleidigt, dass ich verbinde, wo Streit ist, dass ich Hoffnung erwecke, wo Verzweiflung quält, dass ich ein Licht anzünde, wo die Finsternis regiert, dass ich Freude bringe, wo der Kummer wohnt. Ach Herr, lass du mich trachten, nicht dass ich getröstet werde, sondern dass ich tröste, nicht dass ich verstanden werde, sondern dass ich verstehe, nicht dass ich geliebt werde, sondern dass ich liebe; denn wer dahingibt, der empfängt, wer sich selbst vergisst, der findet, wer verzeiht, dem wird verziehen, und wer da stirbt, der erwacht zum ewigen Leben.» Friedensgebet, Franz von Assisi zugeschrieben.

40 Friedrich Schiller, *Über die ästhetische Erziehung des Menschen*, 1795, 15. Brief.

41 Vgl. hierzu die Ausführungen von Johannes Reiner zu Rudolf Steiners Votum «Zur Psychiatrie» in: Wolf-Ulrich Klünker et al., *Psychologie des Ich. Anthroposophie, Psychotherapie*, Verlag Freies Geistesleben, Stuttgart 2019, Seite 98, Absatz 5.

42 Zur Technik der Tagesrückschau siehe auch das Kapitel «Lebensstruktur des Ich» von Johannes Reiner in: Wolf-Ulrich Klünker et al., *Psychologie des Ich. Anthroposophie, Psychotherapie*, Verlag Freies Geistesleben, Stuttgart 2016, Seite 34 ff.

43 Ebenda, Seite 28 ff., zur «Üb-Technik der six steps».

44 Zur Darstellung des Doppelgängerphänomens aus anthroposophischer Sicht vgl. Bernard Lievegoed, *Der Mensch an der Schwelle. Biografische Krisen und Entwicklungsmöglichkeiten*, Verlag Freies Geistesleben, Stuttgart [6]2012, Kapitel «Aspekte zum Problem des Doppelgängers».

45 Johann Wolfgang von Goethe, *Werke.* Hamburger Ausgabe

in vierzehn Bänden, (HA), hrsg. von Erich Trunz, Band XII, *Schriften zur Kunst und Literatur. Maximen und Reflexionen*, dtv, München 2000, Seite 385.

46 Hilde Domin, geborene Löwenstein, verheiratete Hilde Palm (1909–2006), Lyrikerin. Nach ihrem Exil während der Nazizeit in der Dominikanischen Republik – dort nahm sie den Namen Domin an – lebte sie ab 1961 in Heidelberg. «Lieder zur Ermutigung» in: Hilde Domin, *Sämtliche Gedichte*, S. Fischer Verlag, Frankfurt a. M. 2014.

47 Angelus Silesius, (lat. = schlesischer Engelsbote), eigentlich Johannes Scheffler (1624–1677), Lyriker, Theologe und Arzt.

48 Zur Differenzierung des Ich Näheres bei Johannes Reiner, «Lebensstruktur des Ich», in: Wolf-Ulrich Klünker et al., *Psychologie des Ich. Anthroposophie, Psychotherapie*, Verlag Freies Geistesleben, Stuttgart 2016, Seite 11–36.

49 Siehe hierzu auch «Können Sie mir bitte meine Diagnose sagen?» in: *In der Nacht sind wir zwei Menschen. Arbeitseinblicke in die anthroposophische Psychotherapie*, hrsg. von Johannes Reiner, Verlag Freies Geistesleben, Stuttgart 2012, Seite 475–504.

50 Rainer Maria Rilke, aus *Das Stunden-Buch*, in: ders., *Werke in drei Bänden*, Band I, Insel, Frankfurt a. M. 1987, Seite 9.

51 Eduard Helmert ist Mitarbeiter des ARCIM-Institute: «Academic Research in Complementary and Integrative Medicine», Filderstadt.

52 Siehe: Wolfgang Held, «Zur Kosmologie der Passionswoche» in: *Das Goetheanum*, Nr. 12-13; 2016. Seite 6 ff.

53 Theophrastus Bombast von Hohenheim, genannt Paracelsus (1493–1541), *Volumen Paramirum. Die Entstehung der Krankheiten aus fünferlei Ursachen*, in: Hans Kayser (Hrsg.), *Schriften Theophrasts von Hohenheim, genannt Paracelsus*, Band 1, Insel, Leipzig 1924. Eine gute Darstellung der Paracelsus-Medizin des *Volumen Paramirum* in: Elise Wolfram, *Paracelsus – Die*

okkulten Ursachen der Krankheiten, Verlag am Goetheanum, Dornach [4]1991.

54 Hierzu: Hans-Peter Dürr/Franz-Theo Gottwald, *Rupert Sheldrake in der Diskussion. Das Wagnis einer neuen Wissenschaft des Lebens*, Scherz, München 1997.

55 «Urworte, Orphisch» ist der Titel einer Sammlung von fünf Stanzen Johann Wolfgang von Goethes, die er zwischen dem 7. und 8. Oktober 1817 schrieb. Er veröffentlichte sie 1820 in den Heften *Zur Morphologie* und versah sie in seiner Zeitschrift *Über Kunst und Altertum* noch im selben Jahr mit eigenen Erläuterungen. Johann Wolfgang von Goethe, «Urworte, Orphisch» in: ders., *Werke*. Hamburger Ausgabe in vierzehn Bänden, (HA), hrsg. von Erich Trunz, Band I, *Gedichte und Epen I*, dtv, München 2000, Seite 359.

56 Der Begriff «Horoskop» kommt von gr. «hora», dt. «Stunde» und gr. «skopein», dt. «schauen», verdeutscht etwa: Stundenschau (bei der Geburt).

57 Eine Übersicht über die Wirksamkeitsdimensionen der Tierkreiskräfte in: Michael Aschenbrenner, *Der Tierkreis – Kosmische Aspekte zum Menschenwesen*, Philosophisch-Anthroposophischer Verlag, Dornach 1982.

58 Siehe hierzu *Vademecum Anthroposophische Arzneimittel*, hrsg. von der Gesellschaft Anthroposophischer Ärzte in Deutschland e.V., GAÄD, [3]2013, darin: Ludger Simon, «Grundlagen Anthroposophischer Arzneitherapie». Bezug über *Der Merkurstab. Zeitschrift für Anthroposophische Medizin*, www.merkurstab.de, 4. überarbeitete und erweiterte Auflage: September 2017.

59 Das ptolemäische System mit der Erde im Zentrum. Siehe dazu Abbildung auf Seite 136.

60 Alla Selawry, *Metall-Funktionstypen in Psychologie und Medizin*, Haug, Heidelberg 1985. – Reprint der 2. Auflage von 1991 im

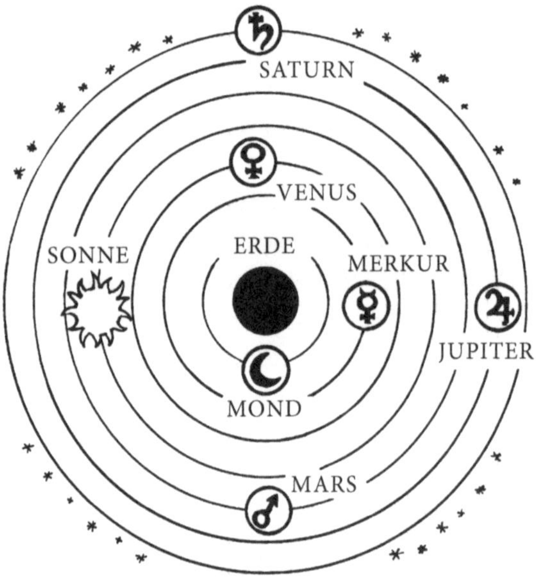

Salumed Verlag, Berlin 2015, mit einem Vorwort von Georg Soldner.

61 Hilma Walter, *Die sieben Hauptmetalle: Ihre Beziehungen zu Welt, Erde und Mensch*, Verlag am Goetheanum, Dornach [3]2010.

62 Rudolf Steiner/Ita Wegman, *Grundlegendes für eine Erweiterung der Heilkunst nach geisteswissenschaftlichen Erkenntnissen*, GA 27, Dornach [4]1972, Seite 137.

63 Rudolf Steiner, 1925, *Wahrspruchworte*, GA 40, Dornach [2]2005, Seite 188 f.

64 Siehe Anmerkung 60.

65 Eine umfassende Darstellung hierzu von Ludger Simon, «Grundlagen Anthroposophischer Arzneitherapie» *in: Vademecum Anthroposophische Arzneimittel*, hrsg. von der Gesellschaft Anthroposophischer Ärzte in Deutschland e.V., GAÄD, [3]2013.

66 Wolfgang Held, a. a. O., Seite 11.

67 Luzifer ist lateinisch, im Deutschen «Lichtträger».

68 Eine andere und doch vergleichbare Schilderung der Bedeutung von «einen Weg gehen» findet sich in Paulo Coelho, *Auf dem Jakobsweg: Tagebuch einer Pilgerreise nach Santiago de Compostela*, Diogenes, Zürich 1999.

69 Wolfgang Held, a. a. O., Seite 10.

70 Johann Wolfgang Goethe, *Das Märchen von der grünen Schlange und der schönen Lilie*, hrsg. von Jean-Claude Lin, Verlag Freies Geistesleben, Stuttgart [13]2011, Seite 58.

71 Matthias Girke, *Innere Medizin*, Salumed, Berlin [2]2012, Seite 105 112.

72 Rudolf Steiner, *Physiologisch-Therapeutisches auf Grundlage der Geisteswissenschaft*, GA 314, Dornach [4]2011, Seite 60.

73 Gerald Hüther, *Die Macht der inneren Bilder*, Vandenhoeck & Ruprecht, Göttingen 2015, Seite 9.

74 Der *Talmud* ist die Sammlung der Weisheiten, die Gott nach jüdischer Tradition Moses am Berg Sinai offenbart hat.

75 Rudolf Steiner, *Geisteswissenschaft und Medizin*, GA 312, Dornach 1976, Seite 258. Anmerkung: Steiner meinte mit Heilmitteln sicher keine Psychopharmaka im heutigen Sinne, die gab es damals noch nicht. Mit Heilmitteln sind Arzneimittel aus der Anthroposophischen Medizin gemeint.

76 Gisbert Husemann, «Über die Wirkungsweise von Heilmitteln», *Der Merkurstab* 1994; 47 (6): 618–628. Ebenso bei Ludger Simon, «Grundlagen Anthroposophischer Arzneitherapie» in: *Vademecum Anthroposophische Arzneimittel*, hrsg. von der Gesellschaft Anthroposophischer Ärzte in Deutschland e.V., GAÄD, [3]2013.

77 Ludger Simon, «Grundlagen Anthroposophischer Arzneitherapie» *in: Vademecum Anthroposophische Arzneimittel,* hrsg. von der Gesellschaft Anthroposophischer Ärzte in Deutschland e.V., GAÄD, [3]2013.

78 Hierzu informativ: Leveke Brakebusch/Armin E. Heufelder,

Leben mit Hashimoto-Thyreoiditis. Ein Ratgeber für Betroffene. Ausführliche Erläuterungen zu Symptomen, Therapie, Hormonen und Ursachen, W. Zuckschwerdt Verlag, Germering [4]2010.

79 Z. B. Gerd Rudolf/Peter Henningsen (Hrsg.), *Psychotherapeutische Medizin und Psychosomatik*, Thieme, Stuttgart [7]2013.

80 *Rote Liste*®, Arzneimittelverzeichnis für Deutschland, jährlich aktualisiert.

81 Interview mit Joseph Beuys in: Wolfgang Zumdick, «*Der Tod hält mich wach». Joseph Beuys – Rudolf Steiner, Grundzüge ihres Denkens*, Verlag Die Pforte, Dornach [3]2006.

82 Klaus Dörner/Ursula Plog (Hrsg.) und andere, *Irren ist menschlich. Lehrbuch für Psychiatrie und Psychotherapie*, Psychiatrie-Verlag, Köln [24]2017, Seite 19.

83 Vgl. hierzu: Johannes Reiner, «Lebensstruktur des Ich» in: Wolf-Ulrich Klünker et al., *Psychologie des Ich. Anthroposophie, Psychotherapie*, Verlag Freies Geistesleben, Stuttgart 2016.

84 EMDR steht für Eye Movement Desensitization and Reprocessing, entwickelt von Dr. Francine Shapiro (USA) Ende der achtziger Jahre des zwanzigsten Jahrhunderts.

85 Wolf-Ulrich Klünker et al., *Psychologie des Ich. Anthroposophie, Psychotherapie*, Verlag Freies Geistesleben, Stuttgart 2016, Seite 28 ff., zur «Üb-Technik der six steps», von Johannes Reiner.

Ergänzende Literatur

www.merkurstab.de – Archiv

Das Onlinearchiv der Zeitschrift *Der Merkurstab*, von 1950 bis 1987 unter dem Titel *Beiträge zu einer Erweiterung der Heilkunst* erschienen, enthält Titel und Autoren aller Beiträge seit 1946.

Hier können Einzelarbeiten auf dem Gebiet der Anthroposophischen Psychotherapie, die in dieser Zeitschrift, der zentralen Zeitschrift auf dem Gebiet der Anthroposophischen Medizin, erschienen sind, nach Autor und Thema abgerufen werden. Ab Ausgabe 3/2001 finden sich für Originalia und Kasuistiken auch Kurzzusammenfassungen und Schlüsselwörter.

www.biographien.kulturimpuls.org

Diese sehr zu empfehlende Biografien-Dokumentation der Forschungsstelle Kulturimpuls beinhaltet neben Biografien auch Bilder, biografische Daten sowie Bibliografien zu Personen, die die Geschichte der Anthroposophie im zwanzigsten Jahrhundert geprägt haben. Die Sammlung wird laufend erweitert. Auf der Website sind circa 1.500 ausführlich dokumentierte und porträtierte Personen neben etwa 3.000 Fotos und bibliografische Angaben zu circa 45.000 Personen zu finden.

Einzelne Veröffentlichungen, die die Anthroposophische Psychotherapie beeinflussten (Auswahl):

Beck, Dieter
Borderline-Erkrankungen, mit Henriette Dekkers und Ursula Langerhorst, Verlag Freies Geistesleben, Stuttgart 2001.

Dekkers, Ad

Psychotherapie der menschlichen Würde, Verlag Freies Geistesleben, Stuttgart 2012.

Psychotherapie und der Kampf um das Menschsein: Ansätze zu einer anthroposophischen Psychotherapie, mit Henriette Dekkers-Appel, Verlag am Goetheanum, Dornach 2001.

Klünker, Wolf-Ulrich

Psychologie des Ich. Anthroposophie, Psychotherapie (mit Roland Wiese, Maria Tolksdorf und Johannes Reiner), Verlag Freies Geistesleben, Stuttgart 2016.

Die Empfindung des Schicksals – Biographie und Karma im 21. Jahrhundert, Verlag Freies Geistesleben, Stuttgart 2011.

Anthroposophie als Ich-Berührung, Verlag am Goetheanum, Dornach 2010.

Die Antwort der Seele – Psychologie an den Grenzen der Ich-Erfahrung, Verlag Freies Geistesleben, Stuttgart 2007.

Selbsterkenntnis, Selbstentwicklung – Zur psychotherapeutischen Dimension der Anthroposophie, Verlag Freies Geistesleben, Stuttgart ²2003.

Lievegoed, Bernhard

Lebenskrisen – Lebenschancen. Die Entwicklung des Menschen zwischen Kindheit und Alter, Kösel, München 2001.

Der Mensch an der Schwelle. Biografische Krisen und Entwicklungsmöglichkeiten, Verlag Freies Geistesleben, Stuttgart ⁵2012.

Priever, Werner

Aspekte des Unbewussten, Verlag Freies Geistesleben, Stuttgart 1999.

Reiner, Johannes

Psychologie des Ich. Anthroposophie, Psychotherapie (zusammen mit Wolf-Ulrich Klünker, Maria Tolksdorf und Roland Wiese), Verlag Freies Geistesleben, Stuttgart 2016.

In der Nacht sind wir zwei Menschen – Arbeitseinblicke in die anthroposophische Psychotherapie, (Hrsg.), mit Beiträgen von 20 Autorinnen und Autoren, Verlag Freies Geistesleben, Stuttgart 2012.

Treichler, Markus

Das erschöpfte Ich – Burnout erkennen, verstehen, vermeiden, Gesundheitspflege Initativ, Esslingen 2013.

Wunden, die die Seele schlägt: Psychosomatisches Krankheitsverständnis und Therapieansätze in der Anthroposophischen Medizin, Amthor, Heidenheim 2006.

Neue Zeiten – Neue Leiden: Zeittendenzen, Krankheitsbilder, Chancen, Mayer, Stuttgart/Berlin 1998.

Biographie und Krankheit – Wendepunkte im Lebenslauf, (Hrsg.), mit Beiträgen von Johannes Reiner, Angela Kuck, Paolo Bavastro und Matthias Komp, Urachhaus, Stuttgart 1995.

Sprechstunde Psychotherapie. Krisen – Krankheiten an Leib und Seele. Wege zur Bewältigung, Urachhaus, Stuttgart 1993.

Treichler, Rudolf

Die Entwicklung der Seele im Lebenslauf – Stufen, Störungen und Erkrankungen des Seelenlebens, Verlag Freies Geistesleben, Stuttgart [7]2012.

Von der Heide, Paul

Therapie mit geistig-seelischen Mitteln: Psychosomatik – Psychotherapie – Kunsttherapie (mit Drescher, W.), Verlag am Goetheanum, Dornach 1997.

Das helfende Gespräch. Schritte der Ich-Tätigkeit, Verlag Freies Geistesleben, Stuttgart 1991.
Therapie seelischer Erkrankungen aus anthroposophischer Sicht, Verlag Freies Geistesleben, Stuttgart 1979.

Von Weizsäcker, Käthe
Psychotherapie und Anthroposophie. Ich-Reifung durch imaginative Traumerkenntnis, Urachhaus, Stuttgart 1996.
«Psychotherapie und Anthroposophie. Aus der Lebenserfahrung», in: *Therapie seelischer Erkrankungen aus anthroposophischer Sicht*, Verlag Freies Geistesleben, Stuttgart 1979.

Über den Autor

Johannes Reiner, Dr. med., (*1956), ist Psychiater und Psychotherapeut mit Praxistätigkeit in Stuttgart. Er ist seit der Gründung der «Deutschen Gesellschaft für Anthroposophische Psychotherapie» (DtGAP) Mitglied des Vorstandes und mit dem Impuls einer anthroposophischen Psychotherapie seit 1986 verbunden.
Von ihm ist der Sammelband *In der Nacht sind wir zwei Menschen. Arbeitseinblicke in die anthroposophische Psychotherapie* (2012) herausgegeben, er ist Mitautor des Buches *Psychologie des Ich. Anthroposophie, Psychotherapie* (2016) und weiterer Veröffentlichungen.
Als Arzt, Autor und Dozent arbeitet er an der Verwirklichung und Weiterentwicklung der Anthroposophie-basierten Psychotherapie.